人体泌尿科学惊奇

郭应禄 | 审

宋 刚 | 著

人民卫生出版社
·北京·

图书在版编目（CIP）数据

人体泌尿科学惊奇 / 宋刚著 . 一北京：人民卫生
出版社，2021.8（2022.5 重印）
ISBN 978-7-117-31749-8

Ⅰ.①人…　Ⅱ.①宋…　Ⅲ.①泌尿系统疾病 – 诊疗
Ⅳ.①R69

中国版本图书馆 CIP 数据核字（2021）第 116683 号

人体泌尿科学惊奇
Renti Mi'niao Kexue Jingqi

策划编辑	周　宁
责任编辑	周　宁
书籍设计	尹　岩　彭子雁
著　者	宋　刚
出版发行	人民卫生出版社（中继线 010-59780011）
地　址	北京市朝阳区潘家园南里 19 号
邮　编	100021
印　刷	北京华联印刷有限公司
经　销	新华书店
开　本	710×1000　1/16　印张：16
字　数	178 千字
版　次	2021 年 8 月第 1 版
印　次	2022 年 5 月第 3 次印刷
标准书号	ISBN 978-7-117-31749-8
定　价	78.00 元

E－mail　pmph@pmph.com
购书热线　010-59787592　010-59787584　010-65264830
打击盗版举报电话:010-59787491　　E-mail:WQ@pmph.com
质量问题联系电话:010-59787234　　E-mail:zhiliang@pmph.com

目　录

001　序　有过硬的医术才有优秀的医学科普

004　上　篇　神奇的人体"下水道"

006　医生眼中的泌尿科学百年探索

011　泌尿科学有大美而不言

018　所谓"成熟"与自由地控尿和排尿

020　"憋"出来的病

024　尿液颜色的"革命"

028　尿液酸碱的意义

030　人体健康的"镜子"

033　人体中的石头世界

037　会隐身的结石

041　人体的结石"体质"

046　海鲜配啤酒，痛风、结石的好朋友

048　痛风与人类进化

051　吃药吃出的结石

053　脖子上的结石"病根"

056　小心结石要"造反"

059　前列腺七十二变

063　阀门、加速器、催化剂与男性的"秘密花园"

068　关于清宫太监的调查

072　增大与增生的一字之差

075　哪些人易得前列腺癌

078　中　篇　吃喝拉撒之"撒"的学问

080　人体微生物世界

085　尿路感染的菌种密码

088　滚烫的钢水流过尿道

092　蜜月性膀胱炎

094　"隐形杀手"肾结核

099　最大的"县"最喜欢发"言"

102　为什么会着急上厕所

104　笑尿了为哪般

107　此"肾炎"和彼"肾炎"

110　尿毒症是尿中有毒吗

113　能让英雄折腰的"痛"

117　人体的"10分"疼痛

120　小桥流水遇梗阻

124　而今顺风湿一鞋

127　前列腺的"分儿"，你挣吗

130　增生与"疝气"这对难兄难弟

132　增生会变成癌吗

134　特异性抗原真的特异吗

139　前列腺的"垂帘"触诊

142　"魑魅魍魉"癌细胞

146　前列腺"钻探"法

150　下　篇　妙手回春与医学求真

152　为什么要验尿

157　搬出"兵法"治感染

160　翻开包皮识真相

163　男性也可以打宫颈癌疫苗吗

166　千年豆腐"背黑锅"

168　"搞笑诺贝尔奖"的过山车排石法

172　"隔山打牛"碎石法

176　神奇的输尿管镜手术

180　孕妇能经受住肾"绞刑"吗

183　"三阳开泰"治增生

187　"电"能切除增生的前列腺吗

189　增生手术的"七色光"

192　冲开包膜的束缚

194　大珠小珠落玉盘

197　柳叶刀、X射线——华山再论剑

201　关门不锁与筋痿不举

204　从吴阶平与哈金斯说起

209　发现前列腺癌经典著作里的秘密

213　安慰也能产生效应

215　微能量大作用

218　未来人工智能医学幻想曲

223　专家门诊：泌尿健康的25个常识

243　参考文献

序　　有过硬的医术才有优秀的医学科普

人类的发展与进步离不开健康这个基石，人类对自身大大小小各种各样疾病原因和疗法的探求也从未停止。从传统的中国医学到现代的西方医学，从希波克拉底的四种体液学说到现代基于基因诊断和治疗的精准医学，医学日新月异的进步令人叹为观止。今天，人类甚至开发出了超越自身智能的人工智能，其在医学上的应用也指日可待。

随着社会经济飞速发展，生活、生产环境剧烈变化，人群疾病谱发生了巨大变迁。但一边是医学科学的迅猛发展，另一边却是普通百姓对自身身体的一知半解。如何改变这样的不平衡状态？医学科普，正是我们医学工作者面临的一项艰巨任务。除了依靠不断进步的诊断与治疗手段，更需要反映最新医学进步的科普，缓解和消除大众讳疾忌医的心理，引导人们主动建立"预防为主、防治结合"的科学意识。

作为一名泌尿外科医生，宋刚在普及医学知识方面做了很好的探索，并取得了不菲的成绩，出版的科普作品先后获得北京市科学技术进步奖一等奖，科技部、中华医学会、中国科普作家协会的诸多奖项。《人体泌尿科学惊奇》一书分为上、中、下篇，从泌尿系统的基本结构和功能开始，运用科学和文学语言阐述科学原理、健康常识及医学前沿，带领读者进入神奇的泌尿科学世界。第一次科学、系统、生动地引领读者得窥泌尿科学原理，启发读者思考未来之医学科技。本书字里行间饱含哲理和情韵，将文学化的语言和艺术化的图画完美结合，反映了作者很高的科学素养和娴熟的文字驾驭能力。本书呈现给读者的医学科普大餐，不仅内容"色香味"俱全，"摆盘"方式遵循科学逻辑，还大量引入中国传统成语、俗语、诗词典故、书画艺术等元素，给读者以科学的营养，更有文学、美学的享受，让人惊叹：原来，科学与文学、美学竟可以如此交相辉映！

宋刚医生撰写这部著作之初，征求我的意见，我提议一定涵盖本专业的创新内容。1946 年，谢元甫老师和吴阶平老师亲手建立了中国泌尿外科的摇篮——北京大学第一医院泌尿外科。吴阶平先生将科学创新的精神永久镌刻到了"中国现代泌尿外科"的灵魂中。吴老师提出了"一侧肾结核，对侧肾积水"的概念，在当时情况下，挽救了众多生命，确立了新的疾病"肾上腺髓质增生"，并开展了中国第一例肾移植手术；20 世纪 80 年代，我带领开展体外冲击波碎石机研发攻关，并率先拉开腔内泌尿外科的序幕，现在的机器人外科时代本质上即起源于此；如今青年一代泌尿外科医生思维更为活跃，善于运用现代化的影像、信息和生物技术，不断开辟新的领域。宋刚医生很好地传承了"北大泌尿"创新精神，不仅外科手术技术过硬，创新的手术定位方法获得了国家发明专利，还主编学术著作、发表原创论文、开办学术论坛，真可谓鲲鱼朝发，骐骥昂昂！

　　本书内容吸收了北京大学第一医院泌尿外科权威学术团队的原创、最新医学成果，同时是作者长期医学创新工作厚积薄发的结果。不少患者未见宋刚医生其人，先读其书，进一步了解其医术、医德，再找到他看病、手术，得到很好的医治。所以说，有过硬的医术才有优秀的医学科普，科技创新是科普创新之源，科研和科普形成了良性循环。

　　作为一位泌尿外科的长者，我非常赞赏这位青年医师在医学科研和医学科普工作上所做的尝试和努力。年轻的医学工作者能让科研和科普的两翼一起展翅齐飞，这实在是令人期待的事情！

中国工程院院士　郭应禄

2021 年 5 月 4 日

上 篇

神奇的人体"下水道"

人体体重的 70% 是由水组成的。人体的消化、吸收、循环、代谢、排泄，乃至人生命的每一刻，都离不开水。而大众最为熟悉的，与"水"相关的人体系统之一就是泌尿系统。人体的泌尿系统通过生成和排出尿液这一人体非常重要的体液成分，在人体排泄废物等方面发挥重要作用，类似城市下水道之功用。人体泌尿系统包括肾脏、输尿管、膀胱、前列腺（男性特有）和尿道，其主体由中空肌性管道构成：尿液经肾脏分泌后，由肾盏、肾盂集合系统收集，向下通过肾盂输尿管连接部，随着输尿管从上至下的规律蠕动排入膀胱并暂时储存。当膀胱中尿液达到一定容量，膀胱壁上的感受器受到激发、发出信号，在大脑排尿中枢的掌控下，启动排尿过程。因此，尿液的分泌、存储和排出过程控制精密。而泌尿系统的主要代谢产物——尿液，则是监测人体泌尿系统功能好坏的重要体液标本。如果将人体泌尿系统比作下水道，那么尿液就是"下水道"中的"污水"，泌尿系统结石则是"污水"中的"淤泥"，有些结石的成因竟然是人类"进化"的结果！而前列腺作为男性独特的器官，位于尿液排出最前线的关口，与男性泌尿系统和生殖系统的健康息息相关。

　　要了解人体"下水道"系统的功能和作用，就必须从泌尿系统基本结构和知识开始，让我们一起进入神奇的人体"下水道"世界吧！

医生眼中的泌尿科学百年探索

2020 年冬日的一个夜晚，时钟接近零点，中国，北京，核心区域，在距离中南海不足 500 米的一个大院，院门紧闭，街角处安全保卫人员目光如炬。院内所有建筑房间的灯均已熄灭，唯独中间二层小楼整层灯火通明。这里不是政府机关，更不是军事机构，这里是 1915 年我国最早创办的国立医院，现今的北京大学第一医院的中心手术室。一天的繁忙手术工作尚未结束，这样的场景只是无数日常之一，在 2020 年新冠肺炎疫情肆虐的时期也是如此。

位于手术室正中的 12 号手术间，透过门上的玻璃望进去，里面有两名外科医生正在全神贯注地为患者手术，旁边有两名麻醉医生和两名护士协助。侧卧在手术台上的患者约四十岁，因为发现肾上腺肿瘤入院接受手术。主刀医生就是我，北大医院的一名泌尿外科医生，为患者施行的是腹腔镜肾上腺肿瘤切除术，站在我身后的副手是高年资进修医生李家宽，负责麻醉的则是我的医学院同窗——麻醉科骨干王薇医生（图 1）。按照手术流程，我在患者体表打了 3 个孔道，每个孔道的切口仅约 1 厘米，这是典型的泌尿外科微创手术，手术切口微小，相比动辄十几厘米的开放手术切口，患者术后恢复极快。我熟练地建立起手术空间，用一支细细的观察镜伸入患者身体内部仔细观察，左手执分离钳、右手执超声刀开始手术操作。

这位患者的肿瘤直径约 3 厘米，不算太大，若是顺利，半小时内即可完成手术。患者术前的激素检查一切正常，还遵医嘱服用了手

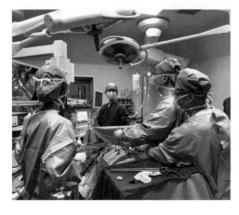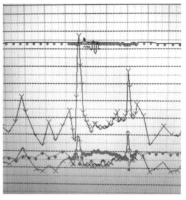

图1　手术室场景（右二为本书作者）　　图2　过山车般的血压（红色线条）

术相关药物准备了数个星期。这一天，我从早上八点开始已经为数位患者成功施行了手术，有六七十岁的前列腺癌患者、肾肿瘤患者和膀胱肿瘤患者等，完成眼下这台肾上腺手术，就可以结束一天的工作了。

在北大医院工作的 20 年里，这样的工作节奏早已习以为常，有时一整天待在手术室里，连去食堂吃午餐的时间也没有，多数情况下是手术室护士同事帮忙打包带回。这，是再普通不过的一天。

手术进展顺利，我首先将肾脏上极迅速游离完毕，逐步接近肾上腺肿瘤区域。肾上腺肿瘤自正常肾上腺长出，后者血供极其丰富和脆弱，此时分离时需要十分的小心和耐心。我采取了"围而不攻"的战术，集中精力在肾上腺肿瘤外围做充分游离工作。突然，心电监护仪一阵急促报警，麻醉科王薇医生惊呼："血压高了，高了，超过 200 了！"我扭头一看，监护仪上患者血压（图 2）像过山车一样瞬间飙升至 200 毫米汞柱以上（正常血压 140 毫米汞柱以下，过高血压极有可能导致血管破裂）。我立刻停止手术操作，镇定片刻之后，说道："按照嗜铬细胞瘤方案处理！"随着麻醉医生输入降压药物，患者血压趋于稳定，我继续手术。当肿瘤快被切除干净时，我预见一旦断完肿瘤血供，人体由于缺乏肿瘤分泌的升高血压激素，血压极有可能会骤然下降到测不出，患者会出现呼吸心跳骤停，这是比高血压更为险恶的状况！我提示麻醉医生加强补液，防止极低血压的发生。

我和同事临危不乱，危急情况处置及时、准确，凌晨时分，手术顺利完成。当护士帮我脱下手术服时，发现里面的刷手服已被汗水浸透。最后，我和同事一起将患者送至心内监护室张春燕医生手中，才结束了一天的紧张工作。

我在微信朋友圈总结道："今天与静息型嗜铬细胞瘤打了个'遭遇战'。这种疾病极其凶险，患者术前最准确的甲氧基肾上腺素激素检查都是正常，但术中血压跟过山车一样飙升到 200 毫米汞柱以上，血管随时可能爆裂；肿瘤完整切除瞬间血压又可能降低到无法测量，患者会处于极度危险之中。我在学生时代就得到老大夫谆谆教诲，术前检查正常的肾上腺肿瘤也要当作嗜铬细胞瘤做术前药物准备。我对每个患者均是按此准备，术中亦是轻柔操作。说是'遭遇战'，今天的情况其实是'埋伏战'，我已做好了心理准备，具备应变能力，加上麻醉科、手术室、心内监护室的大力协助，整个手术过程井然有序、波澜不惊。这就是百年老院团结协作和朴实无华的风格，做着平凡的事，平凡中讲求科学真理！"

第二日，杨恺惟医生为患者顺利拔除气管插管；第三日，患者指标一切正常，顺利出院。术后半个月，患者携病理报告来门诊复诊，指标一切正常，病理报告确诊"嗜铬细胞瘤"。

每次成功处置手术险情后，我都会想起郭应禄院士查房时的教导："疾病都有共性，每个病人也有特性，既要随机应变，又要以不变应万变！"郭老师讲过，20世纪80年代他做肾上腺肿瘤手术还是传统开放手术，手术切口经常超过15厘米，但由于肾上腺位置深在，很难像现在的腹腔镜手术这样观察清楚，要用手去触摸、去感知，所以练就出了"探囊取物"的本事。现在科学技术发达了，腹腔镜手术用小小的切口就可以解决同样的问题。不过，肾上腺肿瘤极具挑战性，有的肿瘤具有强大内分泌功能，对血压影响很大。外科医生既要双手灵巧，大脑更要有决断，做到"内外兼修"才行！正是得益于郭应禄等老大夫的教诲，我一步一个脚印逐步成长起来。

其实，任何学科都是在继承和创新中发展起来。以肾上腺疾病这个小小的学科领域为例，20世纪70年代，吴阶平教授即提出"肾上腺髓质增生不是肾上腺嗜铬细胞瘤的前身，而是一种独立的疾病"。这一理论后续得到国际上的承认。同时，α受体阻断剂、β受体阻断剂用于肾上腺嗜铬细胞瘤的术前准备，大大降低了手术风险。吴阶平先生的学生郭应禄教授，更是将肾上腺手术做得炉火纯青。1999年，吴阶平在郭应禄申请院士的推荐信中称赞他"在肾上腺肿瘤手术效果方面在国际上居于领先地位"。

再往前，1946年，在谢元甫、吴阶平的建议下，泌尿外科在北京大学医学院附属医院（现北京大学第一医院）成为了独立的专业，成为了中国现代泌尿外科的发源地之一。1947年，吴阶平赴美师从哈金斯（1966年诺贝尔生理学或医学奖获得者），吴阶平后来成为了中国现代泌尿外科的奠基人之一。

继续追溯现代泌尿学科的起源，1897年，在美国约翰斯·霍普金斯医院的走廊上，外科肿瘤根治手术的鼻祖霍尔斯特德拦住了一位年轻的外科医生，邀请他担任新成立的泌尿外科主任（穆克吉，2013）。1917年，这位泌尿外科主任创办了美国《泌尿外科学杂志》，并担任首任主编。这位医生就是大名鼎鼎的"现代泌尿外科之父"休·汉普顿·杨。这家医院后来还出了大名鼎鼎的沃尔什教授，泌尿外科的经典著作以他的名字命名——《坎贝尔-沃尔什-维恩泌尿外科学》。那个年代的肾上腺手术还是相对禁区，死亡率极高。随着时代的变迁和科学技术的进步，人类对肾上腺分泌激素的认识以及外科微创技术的发展，才使得肾上腺手术成为了常规术式。

从小小的肾上腺手术纵观泌尿外科的百年发展史，就是一个从未知到已知，从开放手术到微创外科，从以外科为主到内外兼修的过程，所采取的手术越来越精细、越来越直奔主题、创伤越来越小，所用的药物靶向性越来越强、副作用越来越小。

当年达尔文随着"小猎犬号"环游世界，提出生物进化以百万年

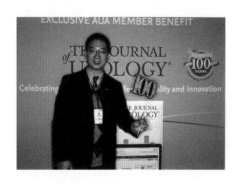
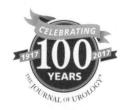

图3　2017年本书作者宋刚医师
　　　在美国《泌尿外科学杂志》
　　　创刊百年展台留影

计时，他老人家估计没有料到现代医学的发展是以百年计，甚至以十年一个台阶迅速发展。泌尿科学的百年发展，以诊疗精准化和手术微创化为目标，实在是人类健康的福音。作为一名当今泌尿外科医生，我很幸运能在前辈的引领下，在这个飞速发展的时代中，有机会不断学习和进步。2020年，我带领的课题组做出的有关前列腺精准穿刺技术获得国家发明专利授权，相关研究文章刊登在休·汉普顿·杨百年前创立的美国《泌尿外科学杂志》上（图3）。

真乃：

百年泌尿，不断精进！

时代召唤，使命担当！

泌尿科学有大美而不言

> 天地有大美而不言，
> 四时有明法而不议，
> 万物有成理而不说。
> ——战国·庄周《庄子·知北游》

排尿，是人体天天都要进行的活动，正常人体每日进行近10次。排尿并非纯粹的泌尿系统自主生理活动，大脑中枢也参与其中，是能被人的意识所控制的随意活动。当储尿器官——膀胱中的尿液达到一定的容积，就会触发膀胱感受器而产生神经反射。大脑排尿中枢便会发出指令，随后尿道括约肌松弛，膀胱逼尿肌收缩，将尿液排出体外。

其实，正常人是很难意识到正常排尿功能的重要性，就如同居住在城市的人们平时感觉不到市政下水道的存在。只有在大暴雨将下水道淤塞时，人们才会意识到下水道"良心工程"的重要性。

世界上下水道良心工程的典范在法国巴黎，位于塞纳河阿尔玛桥畔的下水道博物馆。它将 19 世纪中期巴黎暴发大规模霍乱之后设计的地下复杂排水系统展示给公众。下水系统对应着街道门牌号，不仅工作人员没有迷路之虞，若是一枚小小的戒指不慎落入下水道，公众只要拨打电话、报上门牌号，就有工作人员能够将其准确找寻回来。

人体的泌尿系统就是人体的"下水道"，其健康更显人体"良心工程"的重要！例如，尿潴留或尿失禁的患者痛苦万分，因为他们失去了正常排尿或储尿功能，生活中将离不开导尿管或者纸尿裤。此类疾患严重影响患者的社会交往活动，造成的痛苦有时胜过癌症，被称为"社交癌"。

"排尿"仅限于尿液排出的过程。"排泄"相较于"排尿"，是更为全面的概念。排泄是动物通过生成和排出尿液调节电解质、酸碱和水平衡的过程，具体包括肾脏生成尿液，经输尿管输送，膀胱储存，最终通过尿道排出体外。而内涵更为广泛的"泌尿"系统，作为人体重要的系统之一，并非孤立存在，除了担负排泄重任，还与生殖系统、神经系统、内分泌系统、免疫系统等紧密关联，发挥重要生理功能。

男性和女性泌尿系统的解剖结构存在明显差异（图 4）：女性的

泌尿系统和生殖系统完全分开，盆腔中的膀胱、尿道与子宫、阴道相邻，但不相通，排尿通道和生殖通道完全独立。男性的泌尿系统和生殖系统则共用最后的通道：精子由生殖系统的睾丸产生，储存在附睾中，在射精的瞬间飞速穿过约 40 厘米的输精管漫长旅程，与精囊液混合组成精液，通过细小的射精管进入泌尿系统的尿道前列腺部，随着盆底肌肉和前列腺周围肌肉的强烈收缩，通过尿道射出体外。因此，男性尿道兼具排尿和排精的双重功能。

从胚胎发育过程来看，人体的泌尿系统来源于胚胎的后肾和尿生殖窦：前肾、中肾、后肾有胚胎发育上的先后顺序，后肾最终发育成人体的输尿管和肾脏；泄殖腔被分隔为直肠和尿生殖窦，尿生殖窦发育成膀胱和尿道。肾脏、输尿管、膀胱和尿道组成泌尿系统。

男女泌尿系统的发育过程基本一致，而生殖系统的发育则有明显区别：在人体胚胎第 6 周，男女两性胚胎同时具有两套生殖管——中肾管和中肾旁管。在不同性激素的作用下，男性胚胎的中肾管发育成男性生殖系统（附睾输出小管、附睾管、输精管、射

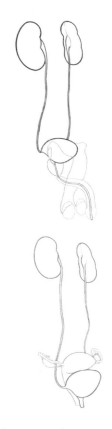

图 4　男性、女性泌尿系统和生殖系统毗邻关系（蓝色为泌尿系统，红色为生殖系统）

精管、精囊），女性胚胎的中肾旁管发育成女性生殖系统（输卵管、子宫、阴道）。

在胚胎发育的初始阶段，中肾管与泄殖腔（发育成膀胱和尿道）相通，男性中肾管继续发育成生殖管道的一部分，而女性的中肾管逐渐退化，中肾旁管充分发育。因此，男性的生殖管道与泌尿管道相通，女性则依靠处女膜将生殖系统（阴道）与泌尿系统（尿生殖窦）完全分隔（成令忠，1995）。

从进化角度讲，男性的生殖、泌尿系统较女性似乎更为原始，泌尿通道和生殖通道并没有彻底分开，处于混沌状态。

从排尿的过程来看，泌尿系统与神经系统必须协调一致，才能轻松储尿和畅快排尿。膀胱逼尿肌的延展性非常好，储尿时单个平滑肌的长度能延长到静息时的数倍，而张力保持不变，膀胱内压不会上升过多。此时，膀胱感受器上的充盈感觉和痛觉通过感觉神经纤维传入腰骶髓，脊髓反射通路和脑桥储尿中枢抑制膀胱逼尿肌使其静止，收缩尿道括约肌使膀胱出口关闭，维持膀胱储尿状态。排尿时，除了脊髓和脑桥排尿中枢，更高位的大脑中枢（额叶和广泛区）也会参与进来，使尿道括约肌舒张，膀胱出口打开，膀胱逼尿肌强烈收缩，将尿液排出体外。有意思的是，人类不同阶段排尿的生理反应并不相同。人类婴儿时期，排尿由脊髓的初级反射通路控制，是简单的反射性排尿；少年和成年人则完善了脑桥排尿中枢和大脑皮质间脑机制，真正能做到自如控尿和排尿，是更为高级的生理反应活动。因此，泌尿系统的储尿和排尿与神经系统密不可分（何舜发等，2011）。

从代谢角度看，泌尿系统排泄机体代谢废物，维持水、电解质和酸碱平衡，机体通过排出尿量多少调节体液平衡；尿液的气味来源于人体的代谢产物——氨，尿的颜色则取决于尿色素。

人体的泌尿系统与内分泌系统密不可分：

一方面，泌尿系统的器官本身也具有部分内分泌功能，若这些器官患病，内分泌系统会出现问题。肾脏能分泌多种激素，其中一种为促红细胞生成素，可刺激红细胞生成；患慢性肾脏病时，肾脏分泌促红细胞生成素减少，患者可能出现肾性贫血。肾脏还会分泌一种酶，能将维生素 D 活化，而活化的维生素 D 是钙发挥重要生理作用的"股肱之臣"，因此慢性肾脏病常会伴发肾性骨病。

肾上腺位于肾脏的内上方，本身即是内分泌器官，虽不参与泌尿过程，但因位置关系被归属于泌尿外科管理。肾上腺分泌糖皮质激素、盐皮质激素、性激素、儿茶酚胺等，调节机体物质代谢、能量供应，控制体液、电解质平衡，促进青春期发动等。机体在应激状态下，肾上腺分泌大量肾上腺素（儿茶酚胺的一种），提供足够血糖，保证机体需要。肾上腺患病时，不同细胞来源的肾上腺肿瘤表现为不同的内分泌代谢紊乱形式，仅用药物无法完全控制，需要外科手术予以切除。睾丸间质细胞主要功能是合成和分泌雄激素（睾酮），是人体雄激素的主要来源（95%）。睾酮具有维持人体肌肉力量，保持人体骨骼强度，促进人体性欲，促进男性精子生成、前列腺发育的作用。在女性体内，也有少量睾酮，睾酮具有促进女性卵泡成熟的重要作用。

反过来，内分泌系统若出现代谢紊乱，泌尿系统必然有所反映。当机体患有糖尿病时，若血糖值超过肾脏滤过阈值，尿糖即可呈现阳性，长期高血糖可能导致糖尿病肾病甚至肾衰竭。嘌呤代谢紊乱引发的高尿酸血症，是导致泌尿系统尿酸结石或关节痛风的罪魁祸首。痛风是人、黑猩猩、猩猩、大猩猩和长臂猿等少数哺乳动物的"专利"，原因在于大约1 500万年前人类进化的过程中，尿酸氧化酶基因和启动子发生突变，导致不能产生尿酸氧化酶，无法将尿酸继续代谢为溶解度更高的尿囊素（何青等，2016）。高尿酸血症竟然是人类进化的结果，这似乎有悖于达尔文的进化理论，但实际上高尿酸血症在人类进化的过程中曾经起到至关重要的作用，只是到了现代社会才成为常见代谢疾病之一。在本书第48页，将有详细表述。

人体的泌尿系统还与人体的免疫系统紧密关联，最典型的例子是男性免疫性不育：正常情况下，睾丸血-睾屏障将精子与机体免疫系统分隔开；但在特殊情况下，如果此屏障受到破坏，精子抗原被免疫系统误识别为异体组织而遭受攻击，就会导致免疫性不育（吴阶平，2005）。另有例证显示，牛奶不耐受人群的肠道虽不能充分分解蛋白、糖、脂肪，会导致免疫反应形成免疫复合物，引发各种慢性疾病。但免疫复合物改变了肾小球基底膜的结构，减少了尿液中钙离子的含量，干扰了晶体成核作用，最后这些人竟因祸得福，结石患病率较健康人群为低（陈玉娟等，2014）。

作为人体重要系统之一的泌尿系统，不仅是生成尿液、排出尿液的人体系统，而且还是与生殖系统、神经系统、内分系统、免疫系统等密切关联的重要人体系统。排尿这一再寻常不过的活动，作为泌尿系统工作流程中的最后一步，蕴含着极其复杂又相互关联的科学原理。而将胀满膀胱排空的过程，是人们生理活动中最大的愉悦感受之一。在世界范围内，不少绘画、雕塑等艺术作品描绘了排尿的场景，有的"堂而皇之"惊现于伦敦的国家美术馆或布鲁塞尔街头（Mattelaer，2018）。这些艺术作品展现的地点或欧美或东洋，人物或男或女，无一不是欢愉快乐的，画面中如注的尿流无不传递着"飞流直下三千尺"的畅快和豪情。虽然这些以排尿为主题的艺术作品场景不一、背景各异，但人类原始、本能的功能，由排尿带来的身体快乐，是塑造这些卓越艺术形象的思维与心理基础。

这些泌尿相关"艺术品"有时还出现在治病救人的医院：膀胱镜碎石手术中，当膀胱镜置入膀胱的瞬间，令人惊奇的是，出现在显示屏上的是一轮"金灿灿"的明月，原来是膀胱中的结石。结石形态饱满圆润，是尿流长期冲刷的结果；结石呈现炫目金色，是因为草酸钙成分被膀胱镜冷光源照射的缘故。当用钬激光将结石击碎成齑粉、清除出体外时，留给医生的是手术成功的欣慰，带给患者的是排尿舒畅的愉悦！还有，在前列腺癌根治手术中，医生用超声刀精准地分开膀胱和前列腺，完整保留膀胱颈，开口呈"樱桃小口"状。此时的膀胱颈，在医生眼里不再是一个解剖结构，而是一件完美的"艺术品"，因为"樱桃小口"状的膀胱颈有助于后续和尿道严密缝合，预示着患者术后可能会保留良好的尿控功能。

所以说，"泌尿"既是例行的生理过程，又会带来愉悦的心理感受；既包含科学的原理，又富有艺术的感染力；既是精准严密的外科手术，又是重塑健康的身心愉悦术。"泌尿"过程是生理和心理的互动，"泌尿"手术是医生大脑和双手的协奏，"泌尿"学科是科学和美学的共鸣！

大美不言——人体泌尿科学惊奇！

所谓"成熟"与自由地控尿和排尿

损益刚柔，斟酌学术；

张弛有度，咸能仰副。

——《章氏遗书》卷十六《为座主梁尚书撰于文襄公墓志铭》

有段话说得非常有意思：

"从生理上看，所谓幼稚，就是既憋不住尿，又憋不住话；

所谓不够成熟，就是只能憋得住尿，却憋不住话；

所谓成熟，就是既憋得住尿，又憋得住话；

所谓衰老，就是憋得住话，却憋不住尿。"

这段话说明了人一生中的不同阶段，泌尿系统控尿和排尿能力的变化。控尿和排尿需要泌尿系统（膀胱、前列腺等）及神经系统（脊髓神经、大脑中枢等）的相互协调作用才能顺利完成（图5）。

人体要做到自由地控尿和排尿，还真得从泌尿系统与神经系统的磨合期——婴幼儿时期说起。

婴幼儿由于大脑神经中枢发育不够成熟，大脑和膀胱、前列腺之间的联系不紧密，主要由脊髓神经管理排尿，控尿能力较差，即憋不住尿。婴儿时期，家长换得最勤的就是尿不湿。有的家长为了训练婴儿的控尿能力，减少尿床，在孩子几个月时就训练把尿。这样做到底能不能减少尿床呢？

国外有医生做过这样有趣的对照研究：一组孩子从小训练排尿，一组孩子从小使用纸尿裤，可以随意排尿。结果发现两组孩子长大后控制排尿的能力没有差异。其实，从人体生理学角度来解释，人类在婴儿时期，排尿由脊髓的初级反射通路控制，是简单的反射性排尿；少年和成年人则完善了脑桥排尿中枢和大脑皮质间脑机制，真正能做到自如控尿和排尿，是更为高级的生理反应活动。幼儿从一岁半开始，管理排尿的大脑中枢才开始自然发育，一直持续到 5 岁左右。因此，对小于一岁半的孩子进行排尿训练，并不一定收到明显的效果。

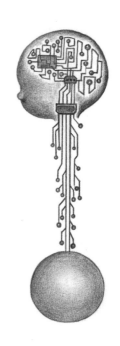

图 5　儿童 1 岁半时掌管排尿的大脑中枢开始发育，5 岁时逐渐发育成熟

对于一岁半以上的孩子，要告诉他 / 她想要排尿时说"尿尿"，然后领着孩子走进厕所，帮助孩子脱下裤子，让孩子尿尿，最后帮助孩子穿上裤子。如此反复强化，孩子的膀胱、前列腺（男性才有）、脊髓神经、大脑中枢之间的神经联系建立完善，到了学龄前期就能很好地控制排尿了。有的孩子虽然白天可以自己控制排尿，但往往夜间还会尿床，让家长头痛不已。其实，很多孩子都有尿床的经历，只不过持续时间长短不一。少部分孩子上了小学还会尿床，个别到了十一二岁还有尿床的现象，这会对孩子的心理发育造成影响。

科学家发现，孩子尿床的时间大部分是在睡着后的 3 个小时内。家长如能在夜间叫醒孩子排尿一次，就可以有效减少尿床，阻断孩子尿床的恶性心理循环。

人体排尿是个器官互相协调的过程，建立膀胱、前列腺和脊髓神经、大脑中枢联系的关键时期是 1 岁半到 5 岁。所以，要想以后排尿张弛有度，自由地控尿和排尿，应该从娃娃抓起！而违反人体泌尿系统运行规律的强行"憋尿"，会极大程度地损坏泌尿系统功能，引发一系列疾病。

"憋"出来的病

贫儿屏气吞声，蹲踞墙外。

——明·凌濛初《二刻拍案惊奇》卷三十九

尿液，是人体新陈代谢产生的废水。膀胱，是储存和排出尿液的"下水道"和"水泵"（图 6）。人体每个昼夜需要排出的尿液为 1 000 ~ 2 000 毫升，膀胱的容量约 300 毫升，需要定时排空，自我净化。正常人在排尿时，不急不频，不痛不痒，排完后有一种轻松舒适的感觉。如果过度地屏气憋尿，等到真正排尿时反而会觉得排尿费力，这是为什么呢？

人体膀胱储存尿液的容量是有一定限度的。在膀胱壁上，有很多小的压力感受器，就是为了感受膀胱容量和压力的变化。正常情况下，膀胱内尿量达到 150 ~ 250 毫升时，人就会产生尿意，有想要去上厕所的欲望，但还能忍住；当尿量达到 250 ~ 450 毫升时，膀胱壁就处于"一触即发"状态，一旦找到厕所就会开始排尿，此时的膀胱不会感到不适，因此将这个容量称为"膀胱生理性容量"。如果膀胱中的尿液超过了这一生理容量，却强行忍住而不排尿，这时候膀胱内的压力继续升高，膀胱壁发生过度的扩张，使腹部产生膨胀、压迫，甚至疼痛的感觉，即所谓的"憋尿"（图 7）。如果这时候才开始排尿，膀胱壁由于过度扩张，收缩起来格外费力，就如同过度吹大的气球不易恢复到原来大小一样，所以会出现排尿困难，甚至完全尿不出来的情况。

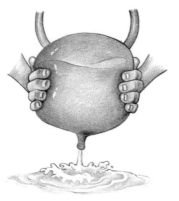

图6 膀胱是储存和排出尿液的"下水道"和"水泵"

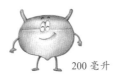

200 毫升

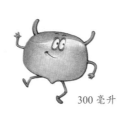

300 毫升

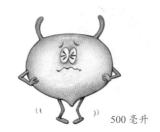

500 毫升

图7 膀胱壁上有很多感受器，能够感受膀胱容量和压力的变化

憋尿除了引发排尿困难，还会引发其他危害。

对于偶尔憋尿的人来说，膀胱肌肉会很快恢复弹性，影响不会太大。但是，若是频繁地憋尿，膀胱长期处于过度膨胀状态，膀胱肌肉就会跟抻过劲的橡皮筋一样变得松弛，收缩力量大不如前。外观上，膀胱会出现小梁、小室改变（图8）。同时，膀胱内的压力感受器也会变得迟钝，久而久之就会感觉不到容量和压力的变化，会进一步加重过度憋尿。这时候，膀胱就像一台马力不足的"水泵"，无法将膀胱内的所有尿液"泵"出，残存的尿液有时超过500毫升，称为"慢性尿潴留"，容易引发膀胱炎等泌尿系统感染。

憋尿为什么会继发泌尿系统感染呢？

有句成语说得好："流水不腐，户枢不蠹"。正常的排尿不仅能排出身体内的代谢废物，还能够冲刷、清洗人体的泌尿系统，起到"自净"的作用。憋尿时，由于膀胱胀大，膀胱壁上的血管被压迫，膀胱黏膜血供减少，抵抗力大大降低，此时的膀胱犹如"一潭死水"，细菌就可能趁虚而入，大肆地生长和繁殖。长期憋尿的严重后果是膀胱输

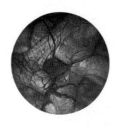

图8 膀胱小梁如同"四手相握"

尿管反流、肾积水，细菌从膀胱上行进入输尿管、肾盂，损伤肾的结构和功能，最后导致肾衰竭。前列腺增生、慢性尿潴留的老年男性容易出现肾积水、肾衰竭，原因即在此。

另外，长期憋尿还是结石形成的原因之一。

过度憋尿对女性的危害更大！经常憋尿，会使女性尿道括约肌发生痉挛，如同水库的阀门失灵后无法再灵活开关。女性不像男性有内外两个括约肌"阀门"，只有一处括约肌起到"阀门"作用。长时间过度憋尿，女性的括约肌"阀门"更容易疲劳、失灵，从而导致尿失禁的发生。

那么合理的排尿间隔时间是多少呢？成人膀胱容量一般是 200～300 毫升，输尿管输送尿液的速度约每分钟 1.5 毫升，大约 3 个小时即可装满膀胱。所以，一般每 3 小时排尿一次较为合适（当然夜间睡眠时可适当延长）。小孩的排尿间隔可能更短，1～2 小时就应该排尿一次。因此，在日常生活中，我们要保护好人体排尿的"水泵"——膀胱。出现尿意时，要及时排尿，避免过度憋尿，以免损害"水泵"，避免出现排尿困难，减少泌尿系统感染、肾积水、肾衰竭等严重情况的发生。

尿液颜色的"革命"

夫达也者，质直而好义，

察言而观色，虑以下人。

——《论语·颜渊》

　　尿液是泌尿系统的主要产物，是人体的重要体液之一。俗话说"出门看天色，进门看脸色"。对于泌尿系统来讲，还应该加上一句："排尿看尿色"。因为尿液不似血液、组织液等体液一直在体内，尿液最终需要排出体外，其颜色变化最易被识别。如果说尿液是人体健康的"晴雨表"，那尿液颜色的变化就是尿液内在理化性质改变的"指示剂"。

　　正常人的尿液颜色为淡黄色，这是因为含有尿胆原的缘故。当饮水量增多或减少时，尿液颜色可以变成无色或者黄色。一旦尿的颜色发生变化，在排尿过程中比较容易发现。尿液颜色病态异常中，红色的尿液最为常见，另外还包括乳糜尿、黑热尿、糖尿等，这些异常的尿液颜色变化往往是人体某些疾病的信号。患者如果没有对此引起足够重视和及时诊治，就有可能被尿液颜色改变背后的疾病"革了命"。

　　正常情况下，尿液中没有红细胞，若是在显微镜下观察，每个高倍视野中最多不会超过3个红细胞。一旦显微镜高倍视野中红细胞数量超过3个，即可判定为镜下血尿，提示有疾病的可能。出血量继续增多，当肉眼也能发现尿液被红细胞染红时，称为肉眼血尿。若有1毫升或以上的血液混入1 000毫升的尿液中，尿液即呈现洗肉水样

（淡淡的红色），即可被肉眼观察到（图9）；少于此数量的血尿肉眼无法分辨，是为镜下血尿。因此，血尿可分为肉眼血尿和镜下血尿，肉眼血尿的红细胞远远超过镜下血尿，代表泌尿系统不同程度的出血，它们在临床上都具有重要的提示意义，切不可因为镜下血尿出血量少而错过了最佳诊疗时机。

其实，血尿并不是一种独立的疾病，它只是一种症状，很多疾病都可以表现为血尿症状。如何区分血尿的具体病因？了解排尿时的伴随症状（例如疼痛）十分重要：如果血尿伴随疼痛或者尿频、尿急等症状，可能由泌尿系统炎症、结石引起；如果为无痛血尿，则有可能为泌尿系统肿瘤导致，应该给予足够的重视。无痛血尿常常间歇发生，即一段时间有血尿，等过一段时间没经过任何治疗又没有血尿，后血尿又重现。

无痛血尿最常见的病因是膀胱肿瘤，其次为肾盂肿瘤、肾肿瘤。所以，一旦出现无痛血尿的症状，应该立即去泌尿外科就诊，明确病因，了解是否为肿瘤引起的血尿，以免延误病情。当然，无痛血尿还有其他非肿瘤性疾病原因，例如良性前列腺增生等。

除了泌尿系统感染和肿瘤能引起血尿之

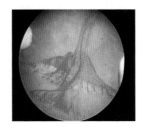

图9 间质性膀胱炎膀胱出血

外，肾以及血管的病变同样会引发血尿，与泌尿外科疾病的血尿有较大区别。

明确血尿类别后，需要进一步寻找血尿的最终病因。红细胞变形的内科原因血尿，需要继续查血清抗核抗体等，甚至需要肾穿刺活检病理检查；红细胞不变形的外科原因血尿，需要行尿液细菌培养检查、超声检查、CT检查等，必要时行膀胱镜检查以明确病因。

除了血尿，尿液如果呈现牛奶样乳白色，称为"乳糜尿"，是由于其中含有乳糜液或淋巴液。乳糜是被消化的脂肪——食物中的脂肪在小肠内被消化后，与一些分子如磷脂、胆固醇和载脂蛋白结合形成乳白色的乳糜微粒。这种乳白色的颗粒在人体内有其特定的位置，即在淋巴系统中。正常情况下，乳糜由淋巴系统进入血液系统，不会到处乱窜；特殊情况下，比如患有丝虫病时，淋巴通路堵塞，细小的淋巴管内压力增高甚至曲张破裂，如果破裂的部位正好紧邻泌尿系统，乳糜颗粒进入尿液中，尿液就变成了"牛奶样"。就像马路下面并行的输油管道和自来水管道，输油管道出现泄漏，自来水管道中便有可能混入油的成分（图10）。丝虫病引起的淋巴回流障碍是导致乳糜尿最常见的原因。

当尿液的颜色呈现黑色或酱油样色时，是因为尿液中含有胆红素，故称之为"黑热尿"。称之为"热"，是因为黑热尿通常见于疟疾，疟疾的特点即是发热。疟疾的致病微生物——疟原虫在人体血液系统中肆虐时，大量破坏红细胞，导致急性血管内溶血，胆红素释放，进入尿中即呈黑色（图11）。上个世纪疟疾猖獗于世、涂炭生灵，人们对真凶疟原虫一无所知，恐惧"黑色"死神的召唤。现在，药物治疗效果良好，包括伯喹、氯喹以及青蒿素等。我国著名科学家屠呦呦就是因为发现青蒿素获得了诺贝尔生理学或医学奖。值得注意的是，有时在服用某些药物如左旋多巴、甲酚等后也会出现暂时的黑尿！

上述几种尿液颜色的变化是显而易见的，有些疾病导致的尿液改变却是"不露声色"。例如糖尿病，血液中高涨的血糖指标会引起尿液中葡萄糖含量过高，但尿液的颜色与普通尿液并无二致。如果长期放任血糖"身居高处"，那么后果一定是失明的眼睛和衰竭的肾，这种静悄悄的"革命"后果更为严重。尤其到了现代，糖尿病像空气中的尘埃，黏上了越来越多的人，撵不走、甩不掉。谁能发现？谁能预警？尿液周围乌压压的一圈小蚂蚁可以提示，因为尿中过高的糖分会吸引蚂蚁等小昆虫（图 12）。血糖检测更能及早地发现血糖异常。因此，糖尿病需要早发现、早治疗，定期监测血糖、尿糖，做到先知先觉、及时治疗。

尿液颜色的改变尤其是血尿的出现在医学临床上具有重要的意义，它往往是疾病的线索。重视尿液颜色的变化，进一步检测尿液的理化性质，可以寻找出疾病的真相。

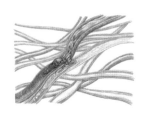

图 10　患有丝虫病时淋巴系统与泌尿系统相通，产生"牛奶样"的乳糜尿

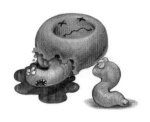

图 11　疟原虫破坏红细胞，胆红素释放，尿液含有胆红素即呈黑色

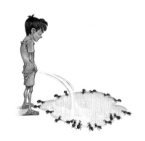

图 12　糖尿病患者的尿液含有过高的糖分

尿液酸碱的意义

如人饮水，冷暖自知。

——南北朝·禅宗初祖菩提达摩《血脉论》

植物分雌雄，动物有公母，人类别男女。而液体按照 pH 值的不同，可区分成酸性和碱性两种。

pH 值又称氢离子浓度指数、酸碱值，是溶液中氢离子活度的一种标度，也即溶液酸碱程度的衡量标准。在常温下，中性液体的 pH 值等于 7，pH 越低，液体越偏酸性；pH 越高，液体越偏碱性。人体中血液、胃液、尿液等各种体液的 pH 值都有其一定的正常范围，过高或过低都提示人体可能患有某些疾病。

人们可以用温度计检查出人体的温度，要监测人体体液的酸碱度就必须到医院检测 pH 值（图 13）。

正常人体排出的尿液 pH 值约为 6.5（在 4.5 ~ 8.0 之间为正常）。数值越低越呈酸性，数值越高越呈碱性。尿液 pH 值受饮食种类影响很大，蛋白质类食物可使尿液呈酸性，而果蔬类食物则可使尿液呈碱性。在室温下放置时间过长的尿液标本会碱化，影响尿液酸碱值检查的准确性。

尿液 pH 值在一些疾病的诊断中会起到重要作用。结核分枝杆菌就偏爱酸性的环境，如果在体检中发现尿液的 pH 值偏低，如果患者伴随尿频、尿急等刺激症状，就要对泌尿系统结核提高警惕。不同类型结石喜欢的尿液酸碱度也不一样：痛风体质和尿酸结石患者的尿液 pH 值多小于 5.5；而磷酸镁铵感染性结石患者尿液 pH 常大于

7.0，呈现碱性。

为什么不同结石偏爱不同的尿液pH值酸碱度？主要是因为不同的尿液酸碱度对形成结石盐类的溶解度影响很大（Grases et al, 2012）。例如对于尿酸结石，尿液 pH 值等于 6 时，尿酸的溶解度为 220 毫克 / 升；当尿液pH 值等于 5 时，尿酸的溶解度迅速降低为 80 ~ 120 毫克 / 升。pH 值越

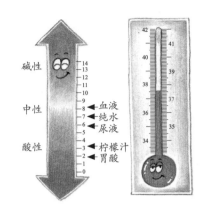

图 13　液体的 pH 值

低，尿酸溶解度越差，越容易形成尿酸结石。尿酸结石患者的尿液pH 值往往呈酸性，因此可以通过枸橼酸氢钾钠或者碳酸氢钠碱化尿液（pH 值调高至 6.5 ~ 6.8）治疗尿酸结石。而在感染存在的情况下，变形杆菌、葡萄球菌等细菌可以分解尿素，使得尿液 pH 常大于 7.0，磷酸镁铵结晶沉积。因此，预防感染性结石要采取与预防尿酸结石相反的方法，服用氯化铵以酸化尿液。

酸碱度是影响结石形成的一个重要因素，但不是唯一因素，还有很多其他因素对结石的形成有作用，包括结石形成促进物或抑制物，涉及人体复杂代谢的整个过程。掌握尿液 pH 值，就像掌握了测量体温的温度计，时刻把握尿液的酸碱度，有利于预防和治疗不同性质的泌尿系统结石。酸碱度与其他泌尿系统疾病也密切相关，例如泌尿系统结核患者的尿液经常呈酸性。尿常规检查内容包括尿液颜色、酸碱度、性状、沉渣及溶解物质等数十项检测项目，是检测尿液最常用、最基本的检查，这些检查像一块明亮的镜子，折射出人体的健康细节。面对纷繁复杂的尿常规检测报告，如何解读呢？

人体健康的"镜子"

司徒清鉴悬明镜；

尚书气与秋天杏。

——唐·杜甫《洗兵马》

　　许多北方老人称尿液为"尿"（suī），尿做动词讲时才念尿（niào）。不过现在绝大多数人不分动词名词，无论排尿还是尿液，都统称为尿（niào）。

　　尿液是什么？尿液，排泄物也！排尿是人体排出体内代谢废物重要的途径之一。常言道："撒泡尿照照自己"。没错，尿液就好像是人体泌尿系统的一面"镜子"，可以在一定程度上提示人体的健康状况（图 14）。医院检验科有关尿液的检查有数十种，其中最基本的检查即尿液常规检查，简称"尿常规"，又称为尿液分析，是一项简单、快捷的化验手段，与血常规检查、便常规检查并称为医学临床的"三大常规"检查。

　　说到尿液，大家都知道参加大型运动会的运动员会被要求抽检尿样，目的就是检测运动员是否服用兴奋剂以提高比赛成绩。因为人摄取的食物、药物，人的身体代谢产物在尿液中都会有所反映，所以尿液是运动员诚信的"试金石"。随着越来越多的兴奋剂改头换面逃过检测，国际奥委会已宣布将奥运会运动员尿样的留存时间延长至 10 年。在 2016 年，就对 8 年前的奥运会部分运动员尿样复检，结果就查出了一些当时因为技术限制查不出的兴奋剂。这就给运动员敲响了警钟。另一方面，也说明了尿液是人体健康的"镜子"，即

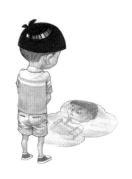

图 14 尿液是人体健康的
　　　一面"镜子"

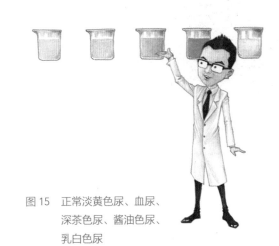

图 15 正常淡黄色尿、血尿、
　　　深茶色尿、酱油色尿、
　　　乳白色尿

使储存了 8～10 年的尿液，依然可以"照出"身体的异样。

　　对于普通人来说，尿常规检查则是反映身体状态的"晴雨表"。很多人对着几十项复杂的检查报告，往往不知如何看起。其实，只要抓住尿液检查的重点即可轻松读懂。

　　临床上尿常规检查报告主要包括尿的颜色（图 15）、透明度、尿酸碱度（pH 值）、尿比重、尿红细胞、尿白细胞、上皮细胞、管型、尿蛋白质、尿亚硝酸盐、尿葡萄糖、尿酮体、尿胆原、尿胆红素等内容。

　　正常人尿液颜色为淡黄色，如果饮水多，尿液就会变淡；饮水量少，尿液颜色自然变深。尿液颜色还会随着活动、饮食的改变发生轻微的变化。正常新鲜尿液清澈透明。尿液若是出现明显浑浊，多见于严重的泌尿系统感染、尿路上皮肿瘤，或是尿液黏液蛋白、核蛋白等析出的结果。正常的尿液呈弱酸性，其 pH 值约为 6.5（正常范围：4.5～8.0）。可能随饮食种类、服用药物或不同的疾病状态而出现 pH 值改变。

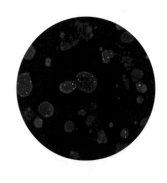

图 16 用荧光原位杂交的方法可以让尿液中染色体突变的肿瘤细胞"现出原形"

尿比重是尿液浓稠度的指标。正常范围在 1.015 ~ 1.025，受年龄、饮水量和出汗等的影响。饮水多，尿比重降低；饮水少，尿比重升高。由于尿比重的高低与肾的浓缩功能相关，因此可作为肾功能评估的检验之一。

尿液中有重要临床意义的细胞，包括红细胞、白细胞等。红细胞在显微镜下一般不超过 3 个 / 高倍镜视野。如果尿中出现较多红细胞，有可能是泌尿系统感染、结石、肿瘤、肾小球肾炎等所致；尿液中白细胞一般不超过 5 个 / 高倍镜视野，如果尿液中大量出现白细胞，则提示可能有泌尿系统感染。

现代化尿液全自动分析仪最后报告的结果有 20 余项，往往会让人眼花缭乱。通常在尿常规报告中，尿颜色、透明度、蛋白质、隐血或红细胞、白细胞、比重、酸碱度、尿糖以及定量尿沉渣手工镜检等项目，需要重点关注。

与普通尿常规检查不同，检测体育运动员是否服用违禁药的尿液检查是通过特殊方法进行的，可以检测出尿液中的微量药物成分。因为检测方法不同，因此花费的时间更长、费用更高。

人体某些肿瘤也可通过尿液检查进行检测，例如对尿中某些染色体基因进行免疫荧光原位杂交（FISH），检查有无尿路上皮癌（图 16）；还可以通过检测尿液中前列腺癌抗原 3（PCA3）评估患前列腺癌的风险等。总之，以尿常规检查为基础的多种尿液检查像高悬的明镜，可以体现出人体的健康细节。

尿液从产生时的"涓涓细流",逐渐汇成"江河湖海",如同真正的河流奔流过程中裹挟着泥沙一样,尿液中也可能包含结石,而不同性质的结石来源于不同的尿液成分。接下来,让我们进入神奇的人体泌尿系统结石世界。

人体中的石头世界

危峰兀立,怪石嶙峋,

好像一不小心就会栽倒下来。

——陈淼《漓江春雨》

地球的岩石是地壳运动、风化作用、生物作用的产物,人体的结石是体内代谢产物异常析出或沉淀,在人体内发生异常矿化的产物。人体的结石种类繁多,诸如肾结石、胆结石、前列腺结石、牙石、颌下腺结石、胃石、鼻石、支气管结石、胰腺结石、眼结膜结石等。其中最常见的还是肾结石、胆结石以及牙石等。

肾结石是泌尿系统结石大家族的重要一员(图17)。大部分输尿管结石、膀胱结石、尿道结石都是肾结石下移所致,很少有原发于输尿管和尿道的结石。一部分膀胱结石由肾结石下移所致,一部分原发于膀胱,往往和排尿梗阻有关。

泌尿系统结石是人体代谢异常的产物,其形成过程异常复杂,影响因素很多,包括年龄、性别、种族、遗传、环境、饮食习惯、职业、代谢异常、尿路梗阻、感染、异物和药物的使用等。已经发现泌尿系统结石有 32 种成分，最常见的成分为草酸钙，其他成分包括磷酸镁铵、尿酸、磷酸钙以及胱氨酸等。其实，很多结石是以上多种成分的混合物（Alan W. Partin et al，2020）。

不同成分的肾结石各有特点（图 18）：最常见的草酸钙结石（占全部结石 60%）是块"硬骨头"，它质硬、不易碎，呈粗糙不规则的桑椹样；其次是磷酸钙、磷酸镁铵结石，它的外形类似于"碱面馒头"，喜欢生活在碱性环境中，像刚从冰箱里拿出来的馒头，又脆又干容易裂，有时充满整个肾盂、肾盏，长得像"鹿角"一样，往往因尿路感染和梗阻而引起：细菌产生尿素酶，尿素酶将尿液中的尿素分解成氨和二氧化碳，最终形成结石；再次是尿酸盐结石，它是个"地下工作者"，喜酸、质硬、圆滑，普通的 X 线检查根本查不出它

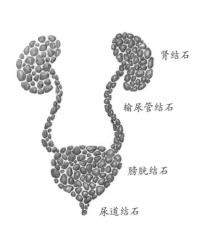

图 17　泌尿系统结石（按所在部位）：
　　　　肾结石、输尿管结石、膀胱结石、
　　　　尿道结石

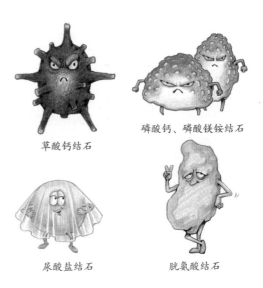

草酸钙结石

磷酸钙、磷酸镁铵结石

尿酸盐结石

胱氨酸结石

图 18　不同成分的肾结石各有特点

的踪迹；最后是胱氨酸结石，它的患者大多有"先天疾患"，病因为罕见的遗传性疾病导致的代谢异常（肾重吸收胱氨酸功能损害）。还有许许多多其他成分的泌尿系统结石，不一而足。

不同成分的结石在诊断和治疗上也有区别，纯的尿酸结石容易被 X 线检查漏诊，草酸钙结石不易被冲击波或激光击碎；磷酸钙、磷酸镁铵等感染性结石在输尿管镜手术过程中若是水压过大，极易造成患者感染引起中毒性休克。

此外，不同位置的结石有着不同颜色、形状和质地。泌尿外科医生手术时，操作膀胱镜、输尿管镜或者经皮肾镜进入泌尿系统腔道，对泌尿系统的结石可以一览无余。膀胱内有的结石圆圆的、明晃晃的，像一轮明月，这是草酸钙结石；有的结石表面灰暗，酷似被云彩遮盖的暗月，可能是感染性结石；有时两个结石挨在一起，如影随形；有的结石如桂林山水，怪石嶙峋、奇峰迭起（图 19）。将膀胱、输尿管、肾脏中的结石放在一起观察：膀胱内多发结石像一颗颗"金蛋"，需要用钬激光一点一点将其击碎；输尿管结石堵塞了管道，"如鲠在喉"，必欲除

月明（膀胱草酸钙结石）

月暗（膀胱磷酸镁铵结石）

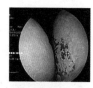

如影随形（膀胱草酸钙结石）

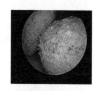

如影随形（膀胱磷酸镁铵结石）

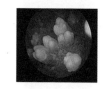

怪石嶙峋（膀胱结石）

怪石嶙峋（膀胱结石）

图 19　膀胱镜中多种多样的结石

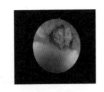

躲躲闪闪（尿道结石）

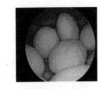

焉有完卵（膀胱结石）

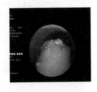

如鲠在喉（结石堵塞输尿管）

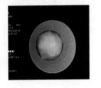

管中窥石（通过经皮肾镜穿刺鞘观察肾结石）

图20　泌尿系统不同部位的结石

之而后快；肾结石则隐藏在肾盏、肾盂中，位置很深，医生必须使用输尿管镜或经皮肾镜"管中窥石"，一个一个寻找、一个一个击碎，着急不得（图20）！

人体其他部位结石还有胆结石、牙石、前列腺结石等。不同结石形成机制各异，处理方法也不同。

总之，现代社会饮食结构的变化、人体营养过剩，加速了人体代谢的异常和人体各种结石的形成。据统计，现代社会中肉类摄入量大与泌尿系统结石高风险显著相关，成人每天蛋白质摄入量应该控制在 60 ~ 80 克。医学家正在努力仔细研究人体中"怪石嶙峋"的世界，认真探寻发病原因，尽量减少结石的发生。绝大部分泌尿系统结石都能被现代影像设备检测出，但有极少数结石在影像检查下会神奇地"销声匿迹""不知所踪"！这些结石隐身的原因是什么呢？

会隐身的结石

销声敛迹，惟恐人知。

——五代·孙光宪《北梦琐言》卷十一

曾经有一句流行语称为"有图有真相"。泌尿系统结石的诊断，同样也需要可靠的"图像"作为依据。超声检查、腹部 X 线检查和计算机断层扫描（CT）等现代影像学检查，就是泌尿外科医生常用来诊断结石真相的手段。

人耳能听到的声波频率是 20 ~ 20 000 赫兹，超过此频率的声音人耳无法听见，称为"超声波"。在动物世界中，有些动物利用超声波进行定位和沟通，例如蝙蝠、海豚等。蝙蝠的口腔发出超声波，超声波遇到障碍物会反射回来，蝙蝠通过耳朵接收它，判断障碍物体方位，随之调整自己的飞行姿态。超声波在医学上使用非常广泛，有超声检查、超声碎石、超声雾化等。超声检查使用的超声波频率在 2.5 兆 ~ 10 兆赫兹。分为 A 型超声、B 型超声等，A 型超声现在很少使用，常用的是 B 型超声，就是人们时常谈到的"B 超"。

泌尿系统结石患者出现症状就医时，往往首先接受超声检查。超声检查报告单若是出现这样的文字："强回声光团，伴后方声影"，如同夜行人从侧面被一柱强光照射，在地面拖出长长的影子（图 21），即提示泌尿系统结石的可能。

肾、输尿管上段、膀胱部位的结石，一般都能被 B 超发现。但输尿管中段、下段的结石往往成为超声的"漏网之鱼"，原因在于其前方被结肠遮挡，肠腔中的气体对超声波具有强反射作用，会极大

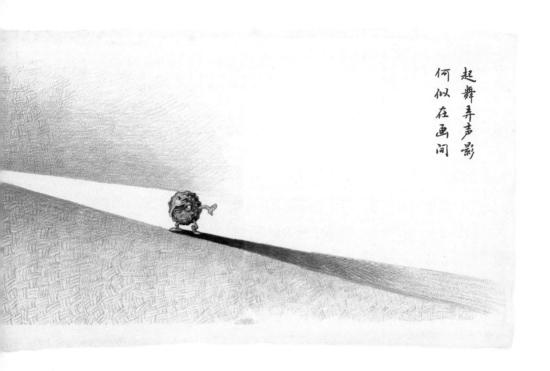

起舞弄声影
何似在画间

图 21　结石在超声图像上的典型表现为"强回声光团，伴后方声影"

地影响输尿管结石的观察（图 22）。不过，当输尿管结石位置足够低，接近膀胱时，反而躲开了结肠的遮挡，可以被超声探测到。

　　X 线检查也是常用的检查泌尿系统结石的手段，英文全称为 Kidney Ureter Bladder（即肾、输尿管、膀胱），简称 KUB 平片。由于 X 线的成像原理为越致密、越显影，大部分结石都含有致密的钙盐，故在 KUB 平片上可表现为亮点。

　　另外一种检查方法是 IVU，IVU 的中文名为"静脉尿路造影"，又称"排泄性尿路造影"，也是泌尿系统结石的基本检查手段之一。检查前在人体静脉内注入造影剂，观察其在尿路排泄的过程，从而使尿路及尿路结石在 X 线片上显影。

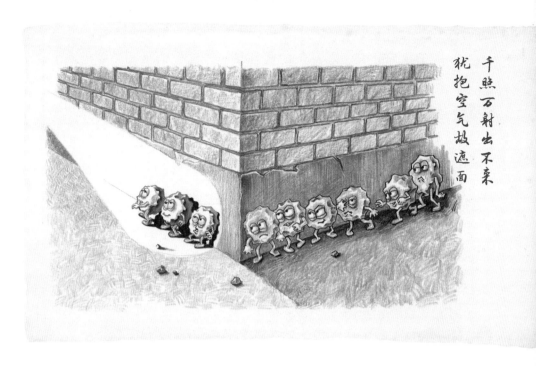

千照石射出不来
犹抱空气故遮面

图 22　超声不易发现输尿管中段、下段的结石

在临床上，KUB平片往往和IVU搭配，组合成"黄金搭档"——"KUB+IVU"，就像武侠小说中的绝世双雄，齐心协力侦破各种武林大案，令真相大白于天下，在泌尿系统结石诊断中曾有过重要价值。

医生会根据结石在KUB平片上的显影亮度，估测结石的成分，因为结石亮度与其成分密切相关：结石中钙盐成分越高，在KUB平片上就越亮。按含钙量高低，依次为草酸钙、磷酸钙、磷酸镁铵和胱氨酸结石。此外，结石亮度还受结石厚度及密度的影响。若是结石中完全不含有钙盐成分，在X线片上则会形同"隐身"，纯尿酸或尿酸盐结石就是此种"阴性结石"（图23）。值得注意的是，尿路结石的成分往往是混合的，会"隐身"的结石只占极少的比例。

对于这部分会"隐身"的阴性结石，医生们采用"终极武器"——螺旋CT。螺旋CT虽然也是利用X线进行扫描，但它将扫描信号用CT值的形式在计算机断层上加以显示，普通X线平片上不能显影的"阴性结石"在螺旋CT上统统能一览无余（图24）。它不会受到肠道气体的干扰，能够清楚地显示几乎任何大小和形态的结石。平扫螺旋CT不需要往患者血管里注射造影药物，检查效率高。因此，目前螺旋CT检查在确诊泌尿系统结石方面已经基本取代了KUB平片。

不同影像学检查在结石的诊断中有不同的用途：B超简单方便，但不易观察清楚输尿管中下段的结石，常用于结石的初步筛查；KUB平片检查和IVU造影片检查结合能够很好地观察结石，不过X线检查对阴性结石检查效果不佳；目前常选用的检查手段是泌尿系统螺旋CT

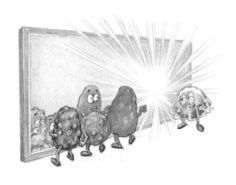

图23 会"隐身"的结石

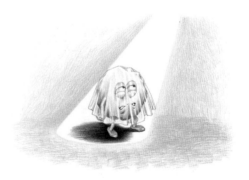

图24 阴性结石在CT下"原形毕露"

注 草酸盐、磷酸盐、胱氨酸结石在X线
上均能显影，称为"阳性结石"，
尿酸或尿酸盐结石不能显影，称为
"阴性结石"。

平扫，在临床上使用越来越广泛，对几乎任何种类、大小的结石都能"一探究竟"，再"狡猾"的结石也不会轻易"销声匿迹"了！所以，针对不同的患者灵活应用不同的检查手段，才能取得最佳的效果。

发现了泌尿系统结石，就要追溯结石形成的原因。泌尿系统结石究竟是如何形成的呢？真的有所谓的结石"体质"吗？

人体的结石"体质"

盖自开辟以来，每受天真地秀，日精月华，
感之既久，遂有灵通之意。

——明·吴承恩《西游记》

人体的泌尿系统是空腔结构，表面被覆柔软的尿路上皮。尿液在泌尿系统腔道中分泌、储存和排出。但是，有的人恰恰就在这柔软的空腔结构中，会形成并存在坚硬的结石。这一"软"一"硬"，构成了泌尿系统的神奇之处。

放眼全球，肾结石患病率因为种族、性别、年龄、地理位置等不同而有所差异，近些年患病率还在不断升高。目前全球为1%～15%，中国约为6.4%。男性比女性更易患肾结石（男女比例为2∶1～3∶1），气候炎热地区结石患病率高于其他地区，肥胖者、高温环境工作者更易患结石。泌尿系统结石也成为现代社会常见的泌尿系统疾病之一。

泌尿系统结石如何形成？真的有所谓的结石"体质"吗？我们来做一番探源。

字典解释：动物腔道之中的石头谓之"结石"，泌尿系统结石自古有之，考古学上证实 7 000 年前即有尿路结石的存在。《黄帝内经》将有膀胱刺激症状的病称为"淋"。华佗《中藏经》将"淋"分为 8 种，"砂淋"即从尿道排砂石的疾病。现代医学在治疗结石的同时，对其形成原因做了系统研究。

下面以一段故事作为探源的引子。

《西游记》开头讲石猴出世是这样描述的："那座山正当顶上，有一块仙石。……盖自开辟以来，每受天真地秀，日精月华，感之既久，遂有灵通之意。内育仙胞，一日迸裂，产一石卵，似圆球样大。因见风，化作一个石猴。"

小说中的这段话信息很丰富。归纳起来，有两个关键信息：

其一，石猴的孕育时间很久——"感之既久"；

其二，石头中有个核心——"内育仙胞"。

而尿路结石的产生也符合这两个规律（图 25）：具有成石核心，时间久而成石。不同的是，仙胞是仙石的核心，先有仙石，后育仙胞。而结石的形成正好相反，先有成石核心，核心不断发展增大，时间久而发展成结石。简而言之，泌尿系统结石是一个从无到有、从小到大的化学过程。

一般来说，20 岁以下的年轻人很少患结石，30～50 岁才是结石高发的年龄。而且，不是所有人都有结石，它偏爱具有结石"体质"的人。那么，在这些人体内，结石究竟怎样形成？（Alan W. Partin et al，2020）

第一步：过饱和。

什么是"过饱和"？其实中学时的实验最能说明情况：

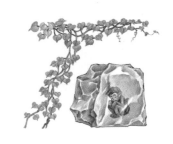

图25　结石的形成符合两个规律：需要成石核心，需要长久时间

在一杯清水中一点点加入白糖，开始的时候，白糖很快就溶进水里了。白糖越加越多，达到了水中能够溶解的极限，就不能继续溶解，称为"饱和状态"。如果继续加入白糖，白糖就处于"过饱和状态"，水中溶解的糖分子随时会变成固体沉积在杯子底部。

人体泌尿系结石的原因就与"过饱和"的原理类似：一方面，人体内易形成结石的无机盐大量增加，比如钙和草酸经过饮食大量摄入或者代谢产生，尿液中草酸钙就非常容易处于过饱和状态；另一方面，在人体体液大量流失的状况下，比如夏天大量出汗、饮水不足，尿量减少、尿液浓缩，尿液中的无机盐同样也会处于过饱和状态。

第二步：结晶。

无机盐变成晶体析出的过程称为"结晶"。不过，科学家研究发现，正常人尿液中无机盐草酸钙的浓度竟然是在外界水中溶解度的4倍，很明显处于过饱和状态。按理说应该会析出结晶，人人都患上结石才对。但为何有的人长结石，有的人不长结石？

原来，尿液中有些物质能够抑制结晶形成，例如枸橼酸、镁、黏多糖、肾钙素、尿桥蛋白、Tamm-Horsfall 蛋白等，起到"刹车"的作用。例如，枸橼酸结合钙离子，降低钙离子浓度，或者直接抑制草酸钙的自发析出；酸性黏多糖带负电荷，吸附在草酸钙表面，阻止晶体聚合（辛殿旗等，1997）。尿液中还有一些物质能够促进结晶形成，起到"油门"作用。它们就像红蓝两军，一直在互相博弈。一旦"油门"占上风，"刹车"不灵，就容易形成结晶（图26）。结晶多数是普通的无机盐，有时某些药物也会在尿液中大量析出，称为药物结晶。

第三步：形成核心。

晶体是尿路结石的初级状态，还不能称之为结石。晶体一定要和一部分称为基质（占结石重量的2.5%，包括黏蛋白、蛋白质、糖、结石形成抑制物）的物质混合，有时再加上脱落的上皮细胞、细菌、异物等，形成核心。核心才是结石的雏形。不断有晶体析出加入核心，核心越长越大，最终就变成了肉眼或影像学可见的结石。

因此，结石形成的过程不仅仅是一个从无到有、从小到大的化学过程，更是异常复杂的人体代谢过程，需要经历数月甚至数年的时间，真的是像石猴形成一样"感之既久"！

一般而言，高蛋白摄入会增加尿钙、草酸盐和尿酸的分泌，高钠饮食促进尿液中钙盐晶体形成，因此适量限制动物蛋白摄入，限制饮食中钠的摄入，对于正常人和结石患者都有益处。

当然，人体泌尿系统结石并非都是吃出来的，可能涉及代谢综合征、基因突变、单核苷酸多态性等原因，医学上目前尚不能完全解释结石"体质"。

人体的结石成分种类繁多。结石在泌尿系统中就被发现有32种成分，而且千差万别，具体成因仍是医学上的未解之谜。胆结石不同于泌尿系统结石，与胆汁中脂质代谢异常或胆道系统存在利于成石的因素有关，因此多为胆固醇或以胆固醇为主要成分的结石（吴阶平，2000）。

人类厌恶结石的第一大原因是它会诱发绞痛：这是因为结石在泌尿系统排出过程中经常会阻塞尿道，使得尿液水分子欲出不得，引发泌尿系统平滑肌强烈收缩，导致严重肾绞痛，肾绞痛位列人体三大疼痛之一。

人类必欲除之而后快的第二个原因是结石会导致肾积水和肾衰竭。尿路结石在肾中并不易造成肾积水。但是，当它在输尿管狭小通道造成堵塞时，如果不及清除，就会出现肾积水，严重时还会影响肾功能，甚至导致肾衰竭（图27）。

所以，人们发明了很多种去除泌尿系结石的方法：最早的是开放式手术取石，但对患者创伤很大；后来又发明了体外冲击波碎石机，不用开刀就能将它击成粉末；最近这些年又有了输尿管镜和经皮肾镜，采用微创的方法，从细小的通道进入输尿管或者肾盂肾盏，直接将结石"一锅端掉"（郭应禄等，1986）。人类医学进步太快，根据结石的大小、质地与性质，总有一种方法能将结石彻底"扫地出门"（郭应禄等，2016，2010）。

可是，把结石一扫而光之后，有的结石还会卷土重来。结石为何反复复发？哪些生活习惯容易形成结石呢？

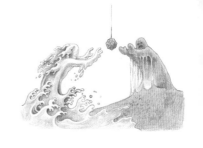

图26 结晶的形成是抑制成石物质和促进成石物质博弈的结果

注 图中的"水姑娘"代表抑制成石物质，"沙怪物"代表促进成石物质。

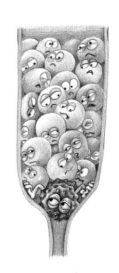

图27 输尿管被结石嵌顿

海鲜配啤酒，痛风、结石的好朋友

半壳含黄宜点酒，

两螯斫雪劝加餐。

——宋·苏轼《丁公默送蝤蛑》

夏日海边，凉风习习，一桌海鲜，几箱啤酒，数位知心朋友相聚一起，谈天说地，别有一番滋味！可是，进食海鲜时大量饮酒，是形成泌尿系结石的重要原因。

早在 20 世纪 80 年代，研究就已经证实：啤酒中的酒精能促进体内嘌呤生成，并减少肾脏嘌呤排出，加上啤酒本身就是高嘌呤食物，大量饮用啤酒会导致人体血液中尿酸含量急剧增加，诱发高尿酸血症。大量尿酸不能及时排出体外，以钠盐的形式沉淀、堆积下来，在关节部位析出会导致痛风，在泌尿系统结晶便成为尿酸结石。50% 的痛风患者首发症状为急性第一跖骨 - 趾骨（即足部蹓趾）关节炎，这是因为此处关节夜间温度最低、血液循环最差，最为符合痛风发作的条件。痛风发作时关节红肿热痛，患者一瘸一拐，痛苦万分（图 28）。

有研究表明，每日多饮酒 10 克，痛风的风险增加 17%。啤酒在所有酒类中最易引发痛风，因为啤酒中除酒精会增加血尿酸浓度外，啤酒中的鸟嘌呤含量也很高，而且很容易被吸收。相比之下，红酒则不增加痛风发作风险，因为红酒中的嘌呤含量不高（何青等，2016）。

海鲜中富含嘌呤成分，与酒精均为痛风的高危因素。尤其是海鲜中的扇贝、牡蛎、秋刀鱼、凤尾鱼、沙丁鱼嘌呤含量非常高，动物内脏、肉汤、芦笋、紫菜、香菇、豆苗等嘌呤含量也很高，所以喝啤酒时最好不要与这些食物一起享用。螃蟹的嘌呤含量中等，健康人就着酒吃螃蟹肉——像苏轼那样"斫雪点酒"是可以的，但高尿酸血症患者最好避免这种吃法。

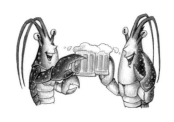

那么，喜欢吃海鲜的人如何注意预防痛风和结石呢？

研究发现，血液中尿酸水平的遗传因素估计占 63%，痛风和遗传有一定关联性（黄叶飞等，2020）。对于高尿酸血症患者来说，最重要还是管住嘴，也即减少高嘌呤食物的摄入。若抵挡不住海鲜的美味，烹饪海鲜的时候，最好先将海鲜用水煮一下，因为嘌呤容易溶解于水；也不要喝海鲜汤，以减少嘌呤的摄入。除此之外，大量饮用白开水，保证每天饮水3 000毫升以上，尿量在2 000毫升以上，尿液 pH 值维持在6.3 ~ 6.8，有利于尿酸的排泄，这是一种重要的非药物预防和治疗措施。同时，适量饮用柠檬水也有助于降低尿酸水平。

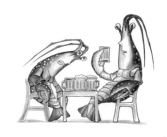

图28　啤酒、海鲜是尿酸结石、关节痛风的诱发因素

金·元好问在归隐家乡之后就曾写到（《人月圆·卜居外家东园》）：

重冈已隔红尘断，村落更年丰。移居要就，窗中远岫，舍后长松。十年种木，一年种谷，都付儿童。老夫惟有，醒来明月，醉后清风。

这首词表达了元好问追求内心安宁，安于村中闲居的出世情怀。我们现代社会，不似古时那般粗茶淡饭，啤酒配上海鲜，可是泌尿系统结石的"好朋友"。夏日海边，依旧凉风习习，数位知心朋友相聚一起，一桌海鲜，几瓶矿泉水。助你在大饱口福的同时避免痛风和泌尿系统结石的发生，不要"醒来结石，醉后痛风"，更是一番对健康负责任的态度！

不过，在自然界并非所有动物都有痛风疾病，只有人类、黑猩猩、猩猩等少数动物才会患痛风。换言之，痛风是人类等的"专利"！原因何在？探究起来，痛风竟然还是人类"进化"的结果！

痛风与人类进化

闲云潭影日悠悠，
物换星移几度秋。
——唐·王勃《秋日登洪府滕王阁饯别序》

痛风是由高尿酸血症引发的，当血液中尿酸浓度达到一定水平后，单尿酸盐容易在关节等部位析出结晶，诱发炎症反应，导致严重的关节疼痛，即痛风。而高尿酸血症又和嘌呤代谢相关。嘌呤是生物核酸中的一种碱基，肉类、蔬菜、水果中均含有多少不一的嘌呤成分。嘌呤被摄入人体后，最终代谢成尿酸，而尿酸在水中的溶解度非常低，大量的尿酸在泌尿系统沉淀，容易引起尿酸结石；在关节部位析出，则会引发痛风。

虽然尿酸是人体代谢的终产物，但除了人类、黑猩猩、猩猩、大猩猩和长臂猿之外，其他的哺乳动物体内都含有尿酸氧化酶，能将尿酸继续代谢成尿囊素，尿囊素才是这些动物体内的最终代谢产物，其溶解度是尿酸的 10～100 倍，能够轻轻松松排出体外。因此，这些动物就不会患痛风。人类体内恰恰缺少尿酸氧化酶，不能将尿酸氧化成尿囊素。究其原因，是因为在大约 1 500 万年前，人类在进化的过程中，尿酸氧化酶基因和启动子发生遗传突变失活，成为了假基因，从而无法合成出尿酸氧化酶。大多数哺乳动物尿酸水平在 60～120 微摩尔／升，原始人类血尿酸水平在 120～240 微摩尔／升。

现代临床医学中，高尿酸血症诊断标准为男性血尿酸大于 420 微摩尔／升，女性血尿酸大于 360 微摩尔／升。中国高尿酸血症的总体患病率为 13.3%（即每 7～8 人中就有 1 名高尿酸血症患者），已成为继糖尿病之后又一常见代谢性疾病（中华医学会内分泌学分会，2020）。

除了人类、黑猩猩、猩猩、大猩猩和长臂猿，禽类和爬行类动物也缺乏尿酸氧化酶，不能将尿酸代谢成尿囊素。早在 18 世纪就有禽类痛风的报道，鹰、孔雀、鸡、鸭、鸽子等多种禽类均被发现有禽痛风的患病史。禽类痛风分为内脏型和关节型，关节型与人类痛风症状很相似（王海鸽等，2019）。

按照达尔文的生物演化论，应该是"物竞天择、适者生存"，为什么人类在进化过程中会出"进化意外"？失去了这么重要的一种酶，反而向着不利于生存的方向进化？学者们提出了很多假说，例如：尿酸类似咖啡因，能够提高人类的认知水平；尿酸为有效的抗氧化剂，能够有助于延长寿命、减少肿瘤发生；更为广泛认可的假说是，人类直立行走需要维持一定的血压，在古人低钠、低嘌呤饮食时期，尿酸起到了和钠一样维持人体血压的作用（Keebaugh et al，2010）。不过，以上假说还有待进一步验证。

宋·苏轼《荔枝龙眼说》中写道：

闽越人高荔子而下龙眼，吾为评之。荔子如食蝤蛑大蟹，斫雪流膏，一啖可饱。龙眼如食彭越石蟹，嚼啮久之，了无所得。然酒阑口爽，餍饱之余，则咂啄之味，石蟹有时胜蝤蛑也。戏书此纸，为饮流一笑。

"流膏"就是蟹黄（母蟹的肝脏和卵巢），嘌呤含量非常高，是痛风患者禁食的食物。苏轼从荔子（即荔枝）和龙眼、蝤蛑大蟹和彭越石蟹的比较得出朴素的结论：事物的价值不是一成不变的，会随环境、条件的变化而改变。正如尿酸氧化酶基因的失活在人类进化的过程中可能曾起到了重要作用，不过，到了现代社会竟成了人类高尿酸血症的原因，痛风成为了人类等少数动物的"专利"！正所谓"祸兮福所倚，福兮祸所伏"，任何事物都有其辩证的两面性！利与弊的相互转化可能只在不经意之间。读书至此，痛风是否也不再面目可憎了？

吃药吃出的结石

灵丹妙药都不用，

吃的是生姜辣蒜大憨葱。

——元·无名氏《瘸李岳诗酒玩江亭》第二折

药物是我们战胜病魔的有力武器，"生病就要吃药"这个观念已经深深扎根于国人的思想之中。但是，任何药物都不是灵丹妙药，都有其适应证、禁忌证、不良反应，需谨慎选用。有些药物服用过量，有患上泌尿系统结石的风险！

根据前人研究，1%～2%的肾结石是由药物引起的，这部分结石在医学上被称为"药源性结石"。最早在20世纪40年代，国外就已出现服用磺胺嘧啶出现肾结石的报道，但是当时人们还没有认识到药物与结石之间的因果关系。直到1980年，一名叫做埃廷格的泌尿外科医生发现并报道了氨苯蝶啶引起肾结石，第一次提出了药源性结石的概念（图29），人们才对药物导致结石引起足够重视。

不同药物导致泌尿系统结石的原因不尽相同，主要分为两类：一类是由药物或其进入体内后的代谢物在尿中过饱和，从而形成的结晶，即结石的成分就是药物本身，如磺胺类药物、氨苯蝶啶、茚地那韦等；另一类情况则是药物间接改变了尿液的酸碱环境或成分，促进了尿路结石的形成，如过度使用维生素D等（丛小明等，2015）。

茚地那韦是治疗艾滋病的蛋白酶抑制剂，易于被小肠吸收，大量从尿液排泄。长期服用此药的患者处于形成茚地那韦结石的高度危险中，患病率为4%～13%。近年来，随着艾滋病感染病例的不断

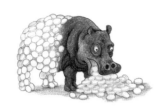

图 29　药源性结石

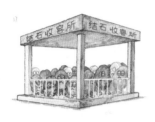

图 30　有些药源性结石本身即为药物成分

增加，药物茚地那韦已经成为药源性结石常见的原因之一。氨苯蝶啶是一种医院中常用的保钾利尿剂，可以让身体排出多余的水分，常用于治疗高血压病，也有可能形成药物结石。另外，还有常用的磺胺类、头孢曲松、环丙沙星等抗生素，长期服用此类药物的患者，结石成分中都被发现了药物的踪迹（图 30）。维生素 D 则是通过增加小肠对钙离子的吸收，引发高钙尿症，从而导致泌尿系统结石形成。

随着人们健康意识的不断增加，预防性补钙的观念也越来越普及。由于大部分泌尿系统结石都含有钙的成分，很多人都担心补钙会增加结石的风险。但从现代科学角度来看，钙剂不增加也不减少患结石的风险，只须合理安排钙剂的服用时间即可。这是因为尿路结石大多是由草酸盐和钙在泌尿系统中结合并沉积而成的。草酸也是结石形成的重要原因，很多食物都含有草酸，很难杜绝草酸的摄入，维生素 C 在体内还可以转变成内源性草酸。如果将服用钙片的时间选择在餐中，一部分钙就能与食物中的草酸在小肠中不可逆结合，形成不被小肠吸收的草酸钙络合物，随粪便排出体外，减少了草酸吸收，降低了尿液中草酸的浓度，从而降低了草酸钙结石发生的危险。

药源性结石的形成不仅与服用药物本身的特性相关，也和我们的身体状况有关。如果平时喝水过少，引起尿量少、尿液的酸碱度异常，既往有结石病史等，都会促进药物形成结石。而且，含有药物或其代谢物的结石在影像学上表现比较特殊，其密度比较低，在 X 线的照射下容易"隐身"，不太容易被发现。此时，就需要借助 CT、B 超、尿路造影等检查手段来协助诊断。经过治疗排出或取出结石后，利用红外光谱结石成分分析的方法，找出与其药物的联系，就可以有针对性地采取预防措施。

脖子上的结石"病根"

求骐骥于市，而不可得，亦已明矣。

——东汉·班固《汉书·梅福传》

你见过泌尿系统完全"石化"的"石头人"吗？泌尿系统的肾盏、肾盂原本是尿液分泌出来后的最初容器和通道，"石头人"的肾盏肾盂完全被结石所占据和填塞，尿液无法排出，引起肾功能不全，严重时可导致尿毒症危及生命。泌尿系统结石手术后还可能反复复发。按图索骥，有时结石的病因竟然在脖子上（图 31）！这是何故呢？

这需要从颈部的一个内分泌器官甲状旁腺谈起。甲状腺大家都听说过，位于人类颈部前侧，人们所谓"甲亢"指的就是"甲状腺功能亢进"。甲状腺平时看不见也摸不着，只有在肿大或者出现结节时才能被医生用手触摸到。甲状旁腺，顾名思义，是位于甲状腺旁边的腺体，与甲状腺相比，就更微不足道了。甲状旁腺如四个豌豆大小，上下左

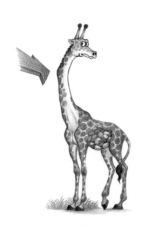

图 31　泌尿系统被结石占据的"石头人"可能的病因之一就是脖子上的甲状旁腺的腺瘤

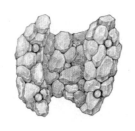

图 32　甲状旁腺的位置与解剖

注　从后往前看，4个豌豆大小般的甲状旁腺分布在甲状腺两侧。

右对称分布在甲状腺的后方，是人体的内分泌器官之一（图32）。这种腺体能分泌一种激素，称为甲状旁腺素（parathyroid hormone，PTH）。甲状旁腺素在体内的主要作用是促使骨骼中的钙释放出来，进入血液，也可以促进肠道对钙的吸收以及肾对钙的重新吸收，以此来调节体内血钙的平衡。

因此，如果甲状旁腺出现疾病，比如甲状旁腺腺瘤、甲状旁腺增生等，有可能会导致腺体分泌大量的甲状旁腺素，促使骨骼中的钙大量进入血液，并加快肠道中钙的吸收以及肾对钙的重吸收，最终结果是血液中的钙离子浓度迅速攀升，即高钙血症。血钙浓度升高后，尿液中的钙离子浓度随之升高，与尿液中的草酸或磷酸等酸性离子结合，最终在泌尿系统中结晶、沉积，形成泌尿系统结石（图33）。甲状旁腺功能亢进伴尿石症患者中高尿钙代谢异常在男性中更为明显。所以，对于因甲状旁腺功能亢进引发泌尿系统结石的患者，如果只是"头痛医头，脚痛医脚"，仅仅治疗结石的话，是治标不治本的行为。患者仍然处在高血钙状态，甲状旁腺素会源源不断地为尿液提供形成结石的"原料"——钙，结石依然是"子子孙孙无

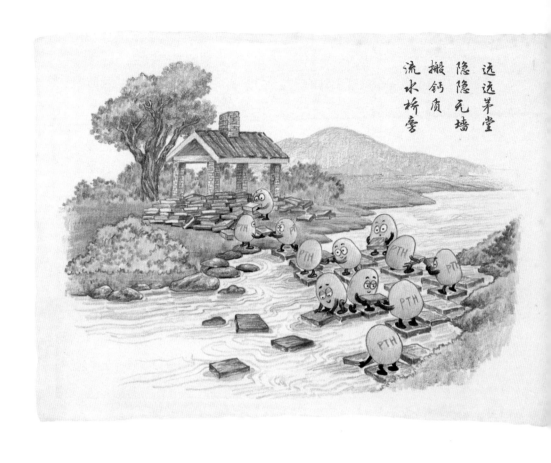

远远茅堂
隐隐无墙
搬钙质
流水桥旁

图33　甲状旁腺功能亢进时分泌过多的甲状
　　　旁腺素（PTH），后者能将骨骼中的钙
　　　大量转移到血液系统，导致骨质疏松、
　　　高血钙、高尿钙和泌尿系统结石

穷匮也"。严重时会出现泌尿系统肾盏、肾盂均被结石充满，变为名副其实的"石头人"。

甲状旁腺功能亢进的患者，不仅会反复出现泌尿系统结石，还会出现严重的骨质疏松。因为骨骼是人体内钙的最大贮存库，在长期超量的甲状旁腺素这个钙的"搬运工"作用下，大量的钙从骨骼中被转移到血液，骨骼中的钙含量就会持续下降，最终导致严重骨质疏松。

因此，对于反复出现泌尿系统结石的患者，不仅要仔细检查泌尿系统，还要按照临床规范"按图索骥"进行代谢检查，包括对隐藏在脖子上的甲状旁腺"明察秋毫"。只有如此，才能达到标本兼治的目的。

小心结石要"造反"

全则必缺，极则必反，盈则必亏。

——《吕氏春秋·博志》

谈到结石，也许有人会满不在乎，认为这只是个小毛病。的确，尤其当结石静止不动时，一般也不会引起明显不适感。几年甚至几十年中，都没有任何症状。殊不知正是这种长期存在的尿路结石，实际上是人体中隐藏的一枚"定时炸弹"：娇嫩的尿路上皮在结石长期的刺激下有可能被"逼上梁山"，最终演变成为令人生畏的癌症恶魔。

这里所说的尿路结石所导致的癌主要是指"鳞状细胞癌"，简称"鳞癌"。它是一种常常发生在表皮细胞的恶性肿瘤，因此有人也称它"表皮癌"。在显微镜下观察这种肿瘤细胞时，会发现癌细胞存在不同程度的"角化"现象。"角化"是科学家们常用来描述细胞特征的一个词语，指看起来像人的手掌长了厚厚的老茧一般（图34）。

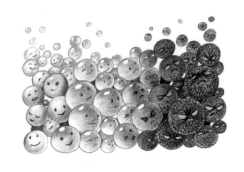

图34 尿路上皮细胞"角化"过程

　　目前，关于结石如何诱发鳞癌的具体发病机制仍然不是很清楚。但是大多数科学家都认为，鳞癌的发生主要与体内长期存在的结石所产生的慢性刺激和炎症反应相关。一般来说，体内尤其是体积较大或表面粗糙的结石，很容易与泌尿系统组织产生摩擦。泌尿系统的尿路上皮很娇嫩，很容易发生破损。尿路上皮有着很强的"自愈"能力，能够自己持续不断地修复创口。但是，物极必反，一旦尿路上皮的修复能力跟不上被破坏的速度时，机体就会选择更为极端的方式来应对——娇嫩的尿路上皮开始转化成了防御力更强的鳞状上皮，为自己"穿"上一层层厚厚的"铠甲"。这就向癌变之路迈出了至关重要的一步，称为"角化"。有些结石患者平时饮水较少，某些致癌物质容易在尿液中浓缩，进一步刺激尿路上皮。部分鳞状上皮为了进一步"保护"自己，"野蛮生长"，最终演变成了癌细胞，即鳞状细胞癌（图35）。

　　结石不仅充当了癌症的诱发者，还常常掩盖潜在的恶性肿瘤。

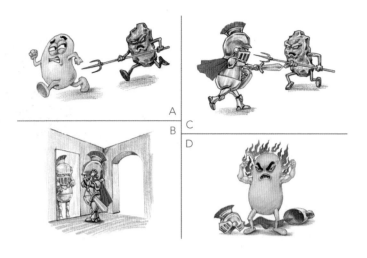

图 35　结石与鳞癌的关系

注　A 结石反复刺激尿路上皮；
　　B 尿路上皮细胞发生角化；
　　C 尿路上皮变成鳞状上皮；
　　D 鳞状上皮进一步恶变成鳞癌。

因为结石是良性病，不易引起大家警惕。鳞癌开始时容易被结石的症状掩盖，到被发现时，往往已处于晚期。在国外，很早便有流行病学研究证实，结石患者的肾盂癌、输尿管癌的发病率明显高于正常人群，这一现象在泌尿系统结石病史超过 10 年的患者中更加明显。

　　常规的 B 超和 X 线检查都有助于发现尿路结石，因此定期的体检非常重要。一旦发现有泌尿系统结石，就应该及早就医，在医生的指导下接受适当治疗，以免延误治疗时机，导致更为严重的后果。及时治疗，未雨绸缪，切勿将正常的尿路上皮细胞"逼成"肿瘤！

前列腺七十二变

祖师说："也罢，你要学那一般？

有一般天罡数，该三十六般变化，

有一般地煞数，该七十二般变化。"

——明·吴承恩《西游记》

男性和女性泌尿系统功能、尿液分泌及检测、泌尿系统结石具有共性，而前列腺是男性特有的器官，位于排尿通路的"前列"，具有许多独特的表现和功能。

前列腺是男性身体中的一个小器官。它重约 20 克，只占到 60 千克男性体重的 0.03%。说它渺小，的确默默无闻，老老实实地待在男性盆腔中，从不"抛头露面"；论它重要，确实举足轻重，它若是撒起"疯"来，老少爷们儿都得去医院，有的还免不了挨上一刀。

前列腺的中文名字来源于两个世纪前的日本，称为"摄护腺"，有摄护、保护膀胱之意，可见它的重要性。一百年前，中国的医学名词审查会将其改称"前列腺"，为的是保持与最初的拉丁文、英文、德文意义相符。现今的日本也将其名称从"摄护腺"改为"前立腺"。

前列腺五短身材、其貌不扬，像一个"栗子"模样。没人看得见它，因为它不是外部器官，只有现代的超声检查或磁共振成像才能将它从头到脚透视清楚。没人能触碰到它，因为它深藏在男性盆腔之中，只有泌尿外科医生带着手套的手指才能隔着直肠壁触摸到它的形状。

前列腺是男性特有的器官，对于男性相当重要。它的位置在膀胱下方，管理着膀胱的出口。正所谓"一夫当关，万夫莫开"，男性排出尿液的大事要听命于它！它还能分泌前列腺液，参与构成精液，并对精液在射出人体之前补上"临门一脚"，起到重要的加速作用。它还能对雄激素进行深加工，使它作用更强大。因此，男性排尿、生殖的"大总管"就是前列腺！

《西游记》中孙悟空神通广大，能上天入海、除妖斩魔，靠的就是七十二般变化。世间万物都是在永恒运动和变化发展之中，前列腺也是万物的一员，也在不断运动变化。若论前列腺的变化，可丝毫不逊于孙悟空的"七十二变"。它有哪些变化？

第一般变化：能开能合

前列腺虽然身材矮小，但肌肉发达。它结实的肌肉控制着膀胱的出口。平时，前列腺的肌肉处于收缩状态，功用是"膀胱小便多则膨胀以摄护腺摄护之"，故称之为"摄护腺"。需要排尿时，当膀胱肌肉开始收缩，它则放松肌肉，打开排尿通路，顿时尿液喷涌而出、飞流直下。所以说，只有前列腺开合自如，男性才能很好地排尿和控尿。

第二般变化：藏菌藏石

别看前列腺小，上皮、腺管、基质这些"零部件"样样俱全，结构精密。

首先，由于掌管控尿和排尿，它常常是尿液中细菌等微生物的落脚地，这些微生物容易引发前列腺炎（图36）。其次，排出不畅的前列腺液存留下来，久而久之会形成结石。前列腺便成为"前列腺结石"的收容所。最后，前列腺小囊也是它的标志性"景点"，这是胚胎发育过程中的遗迹，在医学影像上常可以显现出来。

第三般变化：能屈能伸

孙悟空有一件称心的兵器叫做"如意金箍棒"，缩小时就如一根绣花针，被大圣藏在耳朵里。关键时刻，能从耳内取出，顺风一摇，立刻变为一根碗口粗细的铁棒，重达一万三千五百斤，威力惊人。

前列腺也是从小到大，一路成长：在母体妊娠的第 3 个月，它开始发育和分化。第 4 个月，基本成形。15 ～ 30 岁时，是它快速增长的时期，达到 20 克左右。这时，前列腺的腺体快速发育，开始大量产生一种称为"前列腺液"的液体，与精囊液、附睾液等构成精浆。精浆与睾丸生成的、输精管运送的精子混合在一起，构成"精液"。精浆是精子的"泳池"。精液定期通过遗精或者射精排出体外。

30 岁以后，前列腺还在缓慢地增长，不过人与人之间差异很大。在有些人体内，它会长到 20 ～ 50 克；在另外一些人体内，它会重达 200 ～ 300 克。切勿轻视这 200 ～ 300 克，虽然占人体体重的比例仍然不高，但与它标准重量 20 克相比，足足增长了 10 ～ 15 倍。人体的哪个器官能如此茁壮生长？只有孙悟空的"如意金箍棒"可以相提并论。

再者，人体的器官到了老年期后往往会萎缩、退化，但只有前列腺还能不停地生长（图 37）。为什么人到老了前列腺还能不断增大、永不停息？这也是一个医学上的未解之谜。

金箍棒能屈能伸，前列腺也能大能小。它能长成"巨人"，靠的就是一种叫做"双氢睾酮"的养分。还有一种药物能让前列腺缩小，其原理就是阻断了大部分双氢睾酮的生成，于是前列腺极度缺乏营养，"饥肠辘辘"，"饿"得瘦骨嶙峋，身材大幅缩水、威风不再。

第四般变化：成妖成魔

在有些人体内，前列腺会长到 200 ～ 300 克，是个可爱的"胖

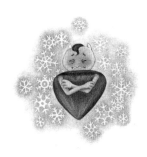

图 36　前列腺炎是前列腺的
　　　　"炎性"变

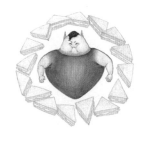

图 37　前列腺增生是前列腺
　　　　的"良性"变

图 38　前列腺癌是前列腺的
　　　　"恶性"变

子"。但有时候有些人会因为前列腺这样肥硕的体形影响了排尿，需要动手术。事实上，这样的疾病并不会害人性命。可是稍不留神，前列腺也会被"恶魔"附身，甚至危及生命，这个"恶魔"就是前列腺癌（图38）。

人之初，性本善。前列腺之初，更是性本善。年幼时的前列腺，全身上下充满青春的正能量，没有丝毫的癌细胞。前列腺癌很少见于55岁以下的男性，30岁以下的几乎没有（宋刚等，2017）。只是前列腺在成长的过程中，脆弱之处发生了变化，有些部分被"妖魔化""恶性化"。这些癌变的细胞，不是前列腺正常的细胞，它们挤压正常前列腺细胞本身，并可能扩散到人体全身。

此时，检验科医生用前列腺特异性抗原肿瘤标记物提示前列腺癌的风险（宋刚等，2006），影像科医生用多参数磁共振成像这面"照妖镜"协助早期诊断前列腺癌，外科医生会用手术刀将整个前列腺"开除"出人体，或者放疗科医生用放疗的"三昧真火"，让前列腺就地"涅槃重生"！若是局面不可收拾，全身多发转移，肿瘤科医生就会用药物对逃逸的肿瘤细胞"围追堵截"。

前列腺纵有多般变化，也是人体的一部

分。所以，请善待它，发挥它"善"的武功，阻止它"恶"的变化，让它回归"摄护"的功能本真。

阀门、加速器、催化剂与男性的"秘密花园"

剑阁峥嵘而崔嵬，一夫当关，万夫莫开。

——唐·李白《蜀道难》

　　前列腺也像它的名字所描述的那样，是位于"前列"的腺体。那么位于什么的"前列"呢？答案是位于排尿通路的前列。尿液从肾产生，经过输尿管输送到膀胱暂时储存起来。当膀胱充满尿液时，就会打开前列腺这个"阀门"，将尿排出。如果将小便池比作尿液最终到达的"战场"，那么前列腺就是排尿通路上最前线的关口。尿液经过前列腺以后就会一泻千里、飞流直下，直奔目的地——小便池。所以我们把这个排尿通路上最前线的腺体称为"前列腺"。

　　说到前列腺的形状，需要借用一种食物来形容。此种食物就是大家秋天吃的板栗，又称栗子。前列腺形状就酷似倒立的板栗，上宽下窄，上面宽的部分称为"前列腺基底部"，下面尖的部位称作"前列腺尖部"。板栗有硬壳，前列腺表面也有一层结实的被膜，称为前列腺包膜。只不过前列腺包膜是无色透明的，与前列腺紧紧地长在一起，不像板栗壳那样可以轻易剥下来。

　　前面已述，只有男性才有前列腺，而且前列腺是男性最大的附属

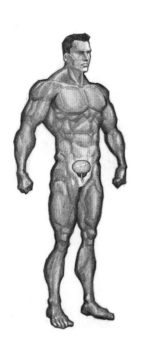

图 39 前列腺的位置

性腺。它位于膀胱下方，盆腔的最下端，从人体外表上既看不见也摸不着（图39）。排尿通路从上往下是顺尿流方向，越往下越靠近排尿"前线"。尿道从前列腺中间穿过，此部分尿道称为"尿道前列腺部"。前列腺里有成千上万、不计其数的小腺体。如果前列腺出现了肥大、增生，中间的这部分尿道首当其冲地受到挤压。进一步发展会产生排尿困难、夜尿增多等不适症状，严重时出现堵塞，完全排不出尿，医学上称为"尿潴（zhū）留"。前列腺宽大的基底部两侧各有一个精囊，依靠细细的射精管连通前列腺中的尿道，是精液排出的必经之路。所以说，前列腺扼守着男性排尿和射精的"交通要道"。

既然前列腺是男性特有器官，那么它的功能自然也是男性特有。"一夫当关，万夫莫开"道出了剑阁崇峻巍峨、高入云端之险，只要一人把守，千军万马皆难以攻占。前列腺位于男性排尿通路的关键所在，同样是"一夫当关，万夫莫开"。简而言之，前列腺有四大功能。

一夫当关：男性排尿的"阀门"。前列腺内部的环形平滑肌围绕着尿道前列腺部。在前列腺与膀胱交界处，还有一些肌肉，使膀胱平时处于关闭状态、不会漏尿，这些肌肉称为"尿道内括约肌"。在前列腺尖部周围还有一圈又一圈的尿道外括约肌复合体。前列腺及周围的尿道内括约肌、尿道外括约肌复合体一起组成了排尿的"阀门"。排尿开始时，尿道内括约肌、尿道外括约肌复合体及前列腺内部肌肉松弛，自来水龙头的"阀门"打开；随后，膀胱上的逼尿肌收缩，给尿液加压，尿液就像自来水一样有了压力，才能畅通无阻排出体外（图40）。前列腺位于男性排尿通路的关键部位，发挥"一夫当关，万夫莫开"的功能。如果前列腺的肌肉纤维由于各种原因处于紧张状态，该松弛时不松弛，就可能引起排尿困难，严重时甚至完全无法排尿。反之，接受了根治性前列腺切除术的前列腺癌患者，由于失去了前列腺这个控尿"阀门"，同时尿道内括约肌、尿道外括约肌复合体受到部分破坏，有发生尿失禁之虞。笔者团队深入研究了男性尿控解剖结构，根治性前列腺切除术中精准保护排尿神经，采用特殊的尿路重建技术，取得了良好的尿控效果（宋刚，2019）。

临门一脚：射精过程的"加速器"。精子由两侧睾丸产生，大部分储存在两侧附睾

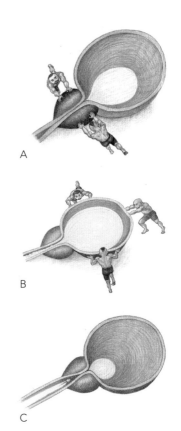

图40 A 控尿时的前列腺
　　　B 排尿时的前列腺
　　　C 射精时的前列腺

065

中。当男欢女爱、激情四射之时，附睾、输精管与精囊出现强烈收缩，精子从附睾出发，短短几秒时间便能以百米冲刺般的速度，穿越长约 40 厘米的输精管通道，通过射精管被推入至前列腺中间的尿道，与精浆混合成精液。此时精液射出体外的动力还不够。前列腺肌肉随即发动从底部至尖部的短暂而强有力的收缩，给精液强劲的"助推"，确保精液"喷薄而出"！所以说，前列腺是射精过程的"加速器"。整个射精过程如行云流水，一气呵成，毫无停顿，是人体生理功能完全自动化的"杰作"！

点石成金：雄性激素的"催化剂"。成熟男性阳刚、威猛，浑身散发着雄性气息。此处雄性激素即指睾酮（雄激素的重要成分）。睾酮要真正发挥作用，必须转变成双氢睾酮才行。前列腺细胞内含有大量的 5α 还原酶。酶是一种催化剂，能将一种物质变成另外一种物质。前列腺内的 5α 还原酶将睾酮转化成生物活性更强的雄激素——双氢睾酮，"点石成金"，让男性时刻散发着雄性气息。

前列腺每天可分泌产生 0.5 ~ 2 毫升前列腺液，与精囊液、附睾液等混合，构成精浆（前列腺液占精浆的 20% ~ 30%），是精子保持活力的"泳池"。精子和精浆组成精液。不过，精液射出人体时是呈半凝固态的，精子运动的速度并不快；5 ~ 10 分钟后，精液液化完成，犹如飞机起飞腾空的一刹那，阻力突然变小，精子前进的速度大幅提升，在液化的精液中飞速前进，与卵子"鹊桥相会"。正是前列腺分泌的一种蛋白质——前列腺特异性抗原（prostate-specific antigen，PSA）促成了精液液化（图 41）。前列腺液还有促进受精卵形成、维持泌尿生殖系统的卫生以及润滑尿道等重要生理功能。

另外，前列腺还有秘而不宣的秘密功能。男性的性兴奋由美丽胴体的视觉，柔美声音的听觉，嫩滑肌肤的触觉所诱发。而前列腺这个身体内部的器官表面分布着丰富密集的神经末梢网，部分人可以单独通过前列腺按摩的方式诱发性冲动和性兴奋。前列腺是男性的"秘密花园"。

总之，前列腺是男性特有的器官，它身兼数职：既是男性排尿的"阀门"，担负"一夫当关"的职责，又是射精过程的"加速器"，承担"临门一脚"的任务；既是男性青春启动的"催化剂"，起到"点石成金"的作用，还身兼男性"秘而不宣"的功能。因此，前列腺对于男性身体有极为重要的意义。而前列腺的生长、发育与一种称为"双氢睾酮"的激素关系密切。

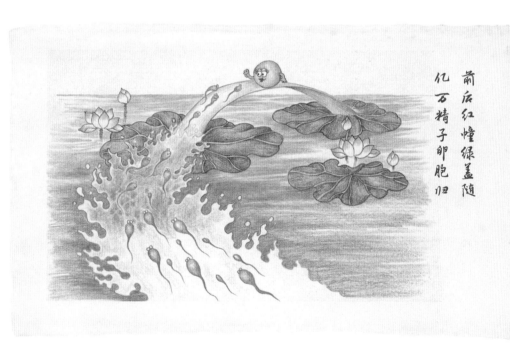

前庭红幢绿盖随
亿万精子卵胞归

图41　前列腺特异性抗原（PSA）是促使精液液化的催化剂

关于清宫太监的调查

问世间、情为何物，

直教生死相许。

天南地北双飞客，

老翅几回寒暑。

——金·元好问《摸鱼儿·雁丘词》

　　"问世间、情为何物"的心灵叩问将生死相依的爱情刻画得让人潸然泪下。"情"除了指爱情、感情外，还有"情欲""性欲"之意。这些年特别流行的清宫戏里总有不少"公公"，又称太监。他们的命运都很悲惨，从小被净身后送入宫内。皮肤滑、嗓音尖、兰花指，这些太监表现出的身体特征，就是由于他们的身体内缺少一种叫做睾酮的雄激素。

　　在古罗马时期，人们就发现将公鸡阉割后，其攻击性会大大降低，肉质会更为鲜美。关于睾酮与人体前列腺生长发育之关系，国内最经典的研究莫过于 20 世纪 60 年代吴阶平教授对清代留下的 26 名太监所做的调查（Wu et al, 1987；Wu et al, 1991）。这 26 名太监在青少年时期（10~26 岁）均切除了睾丸，他们体内的睾酮远低于正常男性的水平。研究者发现，当这些太监年老（平均年龄 72 岁）时，他们的前列腺不仅没有像正常男性一样出现前列腺增生，反而普遍明显缩小，其中 21 人的前列腺甚至完全不能触及。在人体内，睾酮要转变成双氢睾酮才能发挥生理活性作用。由此可见，双氢睾酮是前列腺生长发育所必需的物质（图 42）。

常言道"面包总会有的"。面包是生活必需品，生活离不开它，面包意味着生活的希望。那么对于前列腺来说，前列腺的生长发育离不开双氢睾酮！双氢睾酮就是前列腺的"面包"。

睾酮是男性最主要的雄激素，由睾丸（95%）和肾上腺（5%）分泌。女性卵巢和肾上腺也会分泌少量睾酮。男性体内睾酮的含量为女性的 7～8 倍。不过，男性睾酮的代谢速度更快，所以其产量是女性的 20 倍左右。不论是男性还是女性，睾酮对人们身体健康都有着很重要的影响，维持人体肌肉力量、保持人体骨骼强度、促进人体性欲，对男性精子发生和女性卵泡成熟具有重要作用。睾酮水平和男性的前列腺生长发育有着密不可分的关系，还与青年男性情绪障碍有关。

在男性体内，睾丸和肾上腺合成的睾酮最终都会进入血液中去。它们靠的是一种称为"性激素结合球蛋白"的运输工具，"性激素结合球蛋白"像"传送带"一样载着睾酮通过血液循环运送到全身各处。当睾酮到达前列腺后，进入前列腺细胞内。前列腺细胞内的"5α 还原酶"能将睾酮变成生理活性

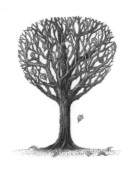

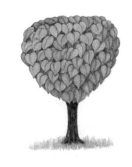

图 42 双氢睾酮缺乏，前列腺就会如树木"枯萎"；双氢睾酮供应充足，前列腺如树木"枝繁叶茂"

更强的双氢睾酮，就像一位厨艺高超的厨师，把"面包坯子"加工成了诱人的"面包"。"如饥似渴"的前列腺细胞就等着这些"面包"成品呢！不过，双氢睾酮必须与前列腺细胞表面的雄激素受体结合才能被前列腺细胞摄取。雄激素受体就像前列腺细胞的"口"，前列腺细胞通过它才能源源不断地摄入双氢睾酮这个"面包"（图43）。

不仅前列腺细胞上有雄激素受体，雄激素受体还广泛分布于全身，例如睾丸、神经系统、心血管系统、泌尿系统等。双氢睾酮与雄激素受体结合后，发挥重要的生理作用。前列腺细胞既是双氢睾酮的主要生产车间，又是双氢睾酮的重要消费市场。真可谓"近水楼台先得月""肥水不流外人田"！前列腺细胞在双氢睾酮"面包"的滋养下，蓬勃生长，有些会发展成前列腺增生。

在男性人体中，睾酮的分泌有几个高峰期：妊娠 12 ~ 18 周的胎

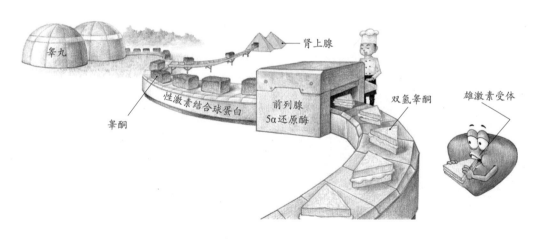

图 43　男性雄激素（主要是睾酮）产生和作用示意图

儿、两个月大的婴儿有睾酮分泌高峰，青春期时睾酮水平又急剧升高，20～30岁时达到最高值。50岁以后睾酮分泌逐渐下降。前列腺增生或前列腺癌都好发于老年人，虽然此年龄段的男性睾丸分泌睾酮等雄激素的能力是逐渐衰退的，但在前列腺内部的双氢睾酮始终处于高水平。前列腺增生的发生发展与双氢睾酮有一定关系，同时还受其他因素的影响，例如雄激素和雌激素的相互作用、前列腺间质和腺上皮细胞的相互作用等。不过，前列腺癌的发生与睾酮、双氢睾酮水平是否有关目前尚不明确。

双氢睾酮作为前列腺细胞生长发育的"液体面包"，在前列腺的发育过程中起着非常重要的作用。通过减少"液体面包"的供应量，能够极大程度地抑制前列腺细胞的生长。所以，减少或切断前列腺的雄激素营养供应是临床上治疗前列腺增生或前列腺癌的重要思路。

前列腺增生是中老年人常见病，60岁以上男性患病率达到60%以上。有时也称其为前列腺增大，增大与增生是一回事吗？

增大与增生的一字之差

李白乘舟将欲行，

忽闻岸上踏歌声。

桃花潭水深千尺，

不及汪伦送我情。

——唐·李白的《赠汪伦》

在敦煌石室发现的唐人写本《唐人选唐诗》残卷中《赠汪伦》的题目是《桃花潭别汪伦》，它的首句是"李白乘舟欲远行"。可能是后人在传抄过程中将"欲远行"改成了"将欲行"。一字之改，意境更胜。这种现象不仅限于李白诗，许多唐诗名篇都经历了一字之差，意境大变的传播过程。在医学概念中，一字之差往往有天壤之别。

每年春季体检一结束，就有很多男性拿着体检报告来看泌尿外科门诊。上到六七十岁的老先生，下到二三十岁的年轻人，超声报告有的写着"前列腺增生"，有的写着"前列腺增大"。增生和增大是一样吗？

在《中国泌尿外科和男科疾病诊断治疗指南：2019 版》上，良性前列腺增生是这么定义的：良性前列腺增生（benign prostatic hyperplasia，BPH）是引起中老年男性排尿障碍最为常见的一种良性疾病。主要表现为组织学上的前列腺间质和腺体成分的增生、解剖学上的前列腺增大、尿动力学上的膀胱出口梗阻和以下尿路症状为主的临床症状（黄健，2020）。

这是一个标准的医学定义，看上去非常复杂，其实主要内容就包括4个方面：显微镜下表现、体积的变化、尿动力学表现和临床症状。老百姓所说的前列腺增大就是增生吗？增大主要指前列腺体积增大、肥大，增生除了肥大，还包括排尿不畅、尿频、尿急等症状，以及尿动力学表现和显微镜下表现。在医学概念中，一字之差往往有天壤之别。所以说，增大或肥大只是增生的一个方面，老百姓有关前列腺增大或肥大的概念不如医学上前列腺增生概念全面。

那么，为什么前列腺增大（肥大）以后会出现排尿不畅呢？

这是因为前列腺把守着男性排尿通道的"咽喉"部位（图44）：上接膀胱，下连尿道，中间的管道称为尿道前列腺部，是尿液排出人体的必经之道。前列腺增生、体积向外增大的同时，还有一部分腺体向内突向尿道，挤压尿道，使原先排尿的宽阔大道变成了羊肠小路，迂曲变形，尿液不再奔腾而出，继而出现排尿期的症状，包括排尿踌躇（需要等待才能排尿）、排尿困难（尿线变细、射程变短）、间断排尿（尿了一部分以后尿不出来了，需要再使劲才能勉强尿出）、尿后滴沥（尿完以后还有少量的尿液滴滴答答）等。

为什么前列腺增大（肥大）后会出现尿频、尿急症状呢？

因为排尿不畅，引发膀胱逼尿肌过度收缩，膀胱逼尿肌代偿性肥厚，逼尿肌不稳定，出现尿频、尿急症状。同时，还存在膀胱残余尿的因素（图45）。残余尿是指排尿之后膀胱内还残留没有排出的尿液，健康人为0毫升。但是前列腺增生的患者，因为排尿不畅，可能会有一部分尿液在排尿后仍留在膀胱内。正常膀胱能装300毫升尿液，人能憋尿3小时。如果有150毫升的残余尿，膀胱只能再装150毫升尿液，膀胱的容量不能真正的利用起来，人们可能只能憋尿1.5

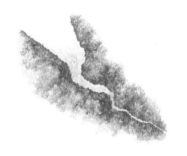

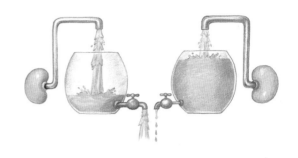

图 44　前列腺增生使排尿
　　　通道变窄、迂曲

图 45　膀胱没有排空，有大量残余尿，
　　　储尿功能大打折扣

小时，便需要不停跑厕所。残余尿是前列腺增生导致尿频、尿急的原因之一。

所以，前列腺增大、肥大只是前列腺增生的一个方面。医学上前列腺增生的定义除了增大（肥大），还有显微镜下的细胞和组织增多，临床上排尿困难、尿频、尿急等症状。如果做了尿动力学检查，还应有膀胱出口梗阻（即堵塞）的诊断。

体检超声报告上诊断"前列腺增生"主要依据的是前列腺体积大小，超过 20 毫升即可报告为"前列腺增生"，并不是严格临床定义的"前列腺增生"。对于体检超声报告上"前列腺增生"诊断，如果患者年龄在 50 岁以下，没有明显的症状，是大可不必担心的。

不过，50 岁以上的男性出现排尿困难（包括尿线变细、尿不远、尿后滴沥等）、尿频、尿急等症状，就应该到正规医院做进一步检查。医生会按照医学标准判断是否是前列腺增生，是否需要治疗。

哪些人易得前列腺癌

当是时，卫危于累卵。

——西汉·刘向《战国策·秦策四》

前列腺增生是前列腺的"良性变"，前列腺癌则是前列腺的"恶性变"，有着诸多的危害。那么，哪些人容易罹患前列腺癌，如何预防前列腺癌呢?

前列腺癌的危险因素包括先天因素和后天因素，前列腺癌的发生是二者长期作用的结果，认识这些危险因素有助于前列腺癌的预防。

前列腺癌全球发病率北美洲、欧洲、大洋洲最高，亚洲发病率较低。但是，从中国、日本移居美国的第一代移民中，前列腺癌发病率明显增加。经过流行病学调查，科学家发现前列腺癌的发生与高脂肪食物的摄入有很大的关系。洋快餐中的高脂肪就是来源之一。中国前列腺癌发病率近些年攀升很快，尤其是在北京、上海等发达地区，已经成为最为常见的男性泌尿生殖系统肿瘤，这与饮食中越来越多的脂肪摄入有很大的关系。

现在肥胖已经成为了一个非常影响健康的问题。是否肥胖可以通过观察体形大致判断，实际上有一套客观评价的指标，称为"体重指数"，英文称 Body Mass Index，简称 BMI。计算方法为：用体重（千克）除以身高（米）的平方（图46）。18.5 ~ 23.9 是正常值，低于 18.5 是体重过低，高于 23.9 是超重。

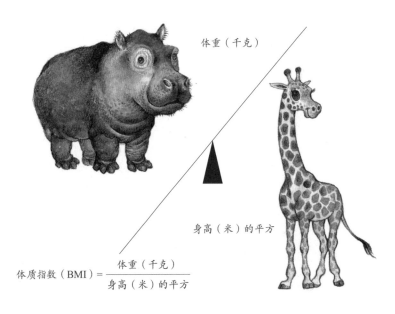

$$体质指数（BMI）= \frac{体重（千克）}{身高（米）的平方}$$

图 46　体重指数计算公式

前列腺癌的高危因素除了脂肪摄入过多，还与晒太阳少有关。科学家曾报道：在挪威，冬春季诊断的前列腺癌比夏秋季诊断的前列腺癌预后要差。诊断时间相隔半年结局会有这么大的差别吗？原来，挪威处于北欧高纬度地区，冬春季会出现极夜现象，上午十点天才亮，下午两三点天就黑了。因此人们户外活动时间极短，接受户外日光中紫外线照射少，体内维生素 D 很难转化成活性维生素 D，而活性维生素 D 能够减少前列腺癌的发生。所以，在这个地区，冬春季诊断的前列腺癌比夏秋季诊断的前列腺癌预后要差（Lagunova et al，2007）。

黑色人种由于皮肤中的黑色素挡住了紫外线的辐射，抑制了活性维生素 D 的生成，是前列腺癌发病率和死亡率最高的人群。日本人前列腺癌发病率低，可能与他们喜欢吃鱼的习惯有关，鱼类食物中维生素 D 的含量比较丰富。

此外，遗传因素也是前列腺癌的重要原因之一。如果家族中有人患前列腺癌，那么患病人数越多、血缘关系越近、亲属发病年龄越早，前列腺癌的相对危险度越高。只有家庭中 3 名或 3 名以上成员患病、连续三代均有前列腺癌或两名前列腺癌成员的确诊年龄小于 55 岁，才是遗传型前列腺癌。据统计，在中国，遗传型前列腺癌的比例较低。

总之，前列腺癌的发生是一个非常复杂的过程，遗传因素、饮食因素、环境因素，都会发生作用。少吃油腻食物，多晒太阳，养成良好的生活习惯，会减少前列腺肿瘤的发生。

中 篇

吃喝拉撒之"撒"的学问

吃喝拉撒是动物最为基本的生理功能，人类也不例外。"撒"即排尿，尿液在由肾、输尿管、膀胱、前列腺（男性特有）和尿道组成的中空系统中或缓或急，或停或走，最终通过尿道奔涌而出，将代谢废物带出体外，日复一日，年复一年，不曾停息。不过，再奔腾不息的河流，也可能受到环境污染或者发生淤塞。泌尿系统也一样，感染的病原包括细菌、病毒、真菌、支原体、衣原体等微生物，梗阻的病因则有结石、输尿管狭窄、前列腺增生、前列腺癌等。感染与梗阻是泌尿系统两大主要疾病类别，二者互为因果，容易形成恶性循环。

女性和男性泌尿系统的解剖存在明显差异：女性泌尿系统虽然与生殖系统完全分开，但由于尿道短和宽，细菌等微生物容易逆行而入，因此50%的女性一生中至少会患一次泌尿系统感染；前列腺是男性特有的器官，兼具泌尿和生殖功能，由于其解剖位置的特殊，出现下尿路梗阻的患者基本为男性。如何科学地认识人体"撒"的基本功能，需要按照女性和男性分别分析：女性易"感染"，男性易"梗阻"。当然，疾病并非如此绝对划分。女性也有梗阻疾患，例如肾盂输尿管连接部梗阻以女性患者为多。男性亦有感染疾患，例如前列腺炎、包皮炎等。泌尿系统结石男女均有，但以男性患者居多，与体内代谢有关。

接下来，让我们以不同性别的视角探究人体"撒"的学问。

人体微生物世界

寄蜉蝣于天地，渺沧海之一粟。

——宋·苏轼《赤壁赋》

星辰看似渺小，实则因为遥远！

尘埃真正渺小，却能在空中飞舞！

微生物较它更小，是其百分之一！

但又无处不在，万物皆可栖身。

微生物大家族兄弟姐妹众多，有细菌、支原体、衣原体、放线菌、螺旋体、立克次体、真菌、病毒等。

微生物家族中人类最熟悉的是细菌。"细"是其形，"菌"为其本。

人类很讨厌微生物，时时刻刻想摆脱微生物！

这不，医院的化验单就是微生物的"通缉令"，各种微生物的大名都赫然上榜，后面还跟着专门"捉拿"它们的"捕头"——抗生素的名称。

其实，在没有动植物之前，这个世界就只是微生物的家。微生物才是原住民。这个世界足够大，万物可以和谐共生，为什么非要将微生物原住民赶尽杀绝？让我们一起进入人体微生物的世界。

按名称，微生物分为原核微生物（细菌、支原体、衣原体、放线菌、螺旋体、立克次体）、真核微生物（真菌、藻类、原生动物）、非细胞类微生物（病毒和亚病毒）三大类。命名以"菌""体"等字眼为主，病毒则游离于生物体和非生物体之间，结构简单，必须寄生在活细胞内以复制方式繁殖。

　　论性别，微生物没有严格意义的性别。早年革兰（Gram）医生为了辨认方便，发明了一种药水，将细菌扔到其中，蓝色或者紫色的称为革兰阳性菌，粉色的称为革兰阴性菌。所以，细菌被人为分成了"阴阳"两类。其实，细菌等微生物繁殖后代根本不需要相亲、找异性对象，自身就能够完成家族繁衍大业。

　　说到身高，真菌最高，细菌第二，衣原体、支原体中等，病毒则是奇矮无比（图47）。病毒是如此渺小：如果将病毒和人类肉眼可见的尘埃颗粒并列，把病毒比作篮球，那么尘埃颗粒就像一座数百米高的摩天大楼（宋刚等，2020）。不过别小看病毒，很多病毒都没有特效药物。流行性感冒是流感病毒感染所致，季节更替时，老人、小孩容易感染，好在 1 ～ 2 周即可自愈。艾滋病则是由人类免疫缺陷病毒感染所致，尚无药物能够彻底清除此病毒。2003 年暴发的严重急性呼吸综合征（SARS）和 2020 年暴发的新型冠状病毒肺炎，是由不同的冠状病毒引发。

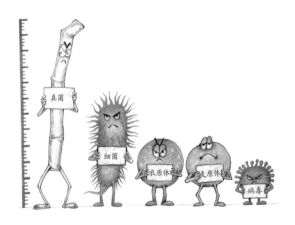

图 47　微生物大小差别较大

微生物的身高差异巨大，体形更是千差万别。就细菌而言，瘦高的，是"杆菌"；圆滚的，是"球菌"；两个球连在一起，称为"双球菌"；还有逗号形状，比如霍乱弧菌；有的还会呈现螺旋形，例如幽门螺杆菌，就是杆状和螺旋形兼备（胡伏莲，2020）（图48）。医生常常把微生物在显微镜下的"性别"和"体形"这些体貌特征合起来称呼，例如称为革兰阳性球菌、革兰阴性杆菌。这样的描述真是惟妙惟肖、入木三分。

病毒结构简单，内部含有脱氧核糖核酸（DNA）链或核糖核酸（RNA）链，外披一件蛋白质外壳。

人类借助显微镜的"法眼"才能认识和监控这些肉眼不可见的微生物，大多数病毒只能通过放大率较光学显微镜大千倍的电子显微镜才能观察到。

微生物四海为家，到处都有微生物的存在：土壤中，有破伤风杆菌、炭疽芽孢杆菌，他们生命力极其顽强，可以不吃不喝潜伏数年；霍乱弧菌则喜欢在水中游弋；清澈无比的海洋中其实存在着大量病毒。微生物很少单独在空气中游走，因为洁净的空气不利于它们的传播。但若是有人打个喷嚏，它们倒是容易随着呼吸道飞沫"腾云驾雾""周游列国"（图49）。名噪一时的"SARS"，就是SARS病毒随飞沫传播的结果。那时的人们害怕得不敢外出，担心室外空气中也有SARS病毒，一阵风刮来就会患上SARS。其实近距离通过呼吸道飞沫才是主要传播途径，室内高浓度气溶胶传播在大众生活中并不常见。新型冠状病毒肺炎主要传播途径也是呼吸道飞沫传播、直接接触传播等。

动植物体内，那是微生物惬意的居所。植物中微生物有五大

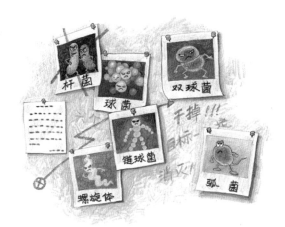

图 48　细菌的体形多样

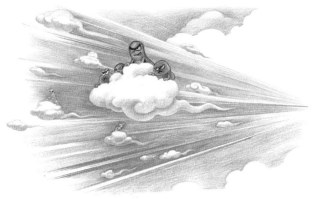

图 49　微生物在干净开放的空间
　　　　中不易停留，但是会随着
　　　　飞沫、尘埃等在密闭空间
　　　　中播撒，传播疾病

属，一般称为"某某杆菌属"，名字太复杂，只有微生物学家才能准确叫出微生物的名字。人类常宣称他们是万物的主宰。其实人体本身就是充满各种微生物的"航空母舰"：人体向外界开放的腔道都住满微生物，从口腔到肛门长达数米的消化道，自新生儿出生之后几小时即被细菌大军占据，细菌会与人类共存终生！呼吸道的起始部，例如鼻子，就是一个细菌超级大本营，其余呼吸道也并非无菌环境！皮肤的表面，更满是细菌、放线菌、真菌等。"脚气"属于真菌感染，不过，不要以为健康的脚就没有真菌。"脚气"得与不得，真菌都在脚上，只是没犯病而已！只有身体的内部器官，例如肾、肝、睾丸等，才是真正的无菌之地。

最后，谈到微生物的善恶，人们并不喜欢微生物，认为微生物会导致疾病。其实，大多数微生物并不致病。为什么大家对微生物的印象不好，就是深受微生物所致疾病的困扰。例如，50% 的女性一辈子会至少患一次泌尿系统感染，大肠埃希菌就是泌尿系统感染最常见的"罪魁祸首"。男性的包皮很容易藏污纳垢，人乳头瘤病毒就容易藏在包皮垢中，严重时会引起细胞癌变。人类的手上，隐藏着大量的表皮葡萄球菌和金黄色葡萄球菌，表皮葡萄球菌一般不致病，但金黄色葡萄球菌产生的毒素非常厉害。所以，养成饭前便后洗手的好习惯，为的是尽量摆脱不良微生物的骚扰。

不过，有些地方微生物可是万万缺席不得。在这些地方，它们被尊称为"益生菌"。例如在肠道，有些细菌是可以促进肠道健康的正常菌群。如果正常菌群被药物误伤，就会造成"菌群失调"，引起消化道症状如腹泻，患者反而要补充益生菌了。海洋中的病毒发挥着调节地球生态系统物质循环和能量流动的作用。

所以，微生物也有存在的价值，一味地灭菌、消毒，不仅难以实现，而且过犹不及。科学家们对炭疽杆菌、霍乱弧菌、新型冠状病毒等，迅速下发 A 级"通缉令"；针对大肠埃希菌、金黄色葡萄球菌等，小心避开为好；对于正常菌群，更要细心呵护，千万不要伤及无辜！

尿路感染的菌种密码

而宋人撰述不见于志者，又复不胜枚举。

——清·钱大昕《十驾斋养新录》卷七《艺文志脱漏》

地球上的一切系统都处在一个相对稳定的"自平衡"状态中，称为"稳态"。当"稳态"被打破，轻则受损，重则灭亡。对于人体的各系统来说，平时处于自我平衡的稳定状态，倘若受到外来微生物入侵，就会引发一系列感染！泌尿系统是人体的"下水道"，相对来说容易受到感染。细菌是入侵泌尿系统最常见的微生物，其他还包括病毒、真菌、支原体、衣原体等。这么多微生物，它们各有什么特点？

首先说说细菌，要破译它的"菌种"密码，就不得不提到革兰染色。它是目前使用最为广泛的鉴别细菌种类的染色方法，1884 年由丹麦的病理学家革兰（Gram）医生发明并以他的名字命名。用革兰染色法对细菌进行染色等处理后，在显微镜下观察细菌如果呈现蓝色或者紫色，称为革兰阳性菌；呈现粉色则为革兰阴性菌（图 50）。不同染色特点的革兰阳性菌和革兰阴性菌对应不同抗生素，对细菌染色分类有利于临床上选用有针对性的抗生素。

95% 以上的泌尿系统感染由一种细菌引起。大肠埃希菌就是其中的"罪魁祸首"，约 90% 的门诊患者和约 50% 的住院患者的致病菌就是它。大肠埃希菌是一种杆状的革兰阴性菌，因此又称为大肠杆菌。科学家们发现，导致泌尿系统感染的大肠杆菌和从粪便中分离出来的大肠杆菌是同一种菌型，说明绝大多数情况下，病原菌是

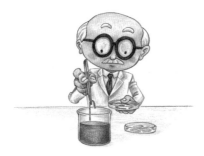

图 50 革兰染色法：呈现蓝色或紫色的，
称为"革兰阳性菌"；呈现粉色的，
称为"革兰阴性菌"

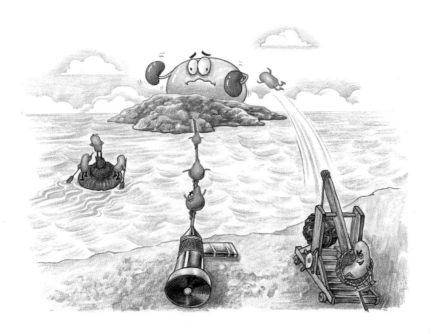

图 51 泌尿系统感染的菌种"密码"：最常见的
是大肠埃希菌；器械检查后常见铜绿假
单胞菌感染；泌尿系统结石的患者多是
变形杆菌感染

由肛门从尿道外口侵入泌尿系统。不过，大肠杆菌导致的尿路感染
症状并不十分明显，常见于首次发生的尿路感染和无症状性细菌尿
的患者中，一般不伴随其他的并发症。单纯性尿路感染还可由于腐

生葡萄球菌、奇异变形杆菌、克雷伯菌属等引起（吕媛等，2016）。

有些情况下泌尿系统感染可能是由其他致病菌导致：器械检查后常见铜绿假单胞菌感染；泌尿系统结石伴感染的患者多是变形杆菌感染（图51）。另外，长期留置导尿管、泌尿系统先天畸形的患者易发多种细菌混合感染。

泌尿系统感染致病菌还有结核分枝杆菌、真菌、衣原体、支原体、淋病奈瑟菌等。结核分枝杆菌与肺结核有关，往往是肺结核痊愈后潜伏下来，身体抵抗力弱时通过血流到达肾，引起泌尿系统结核；泌尿系统真菌感染往往和长期使用抗生素有关；衣原体、支原体、淋病奈瑟菌往往通过性接触传

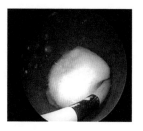

潜踪隐迹（纳米细菌隐藏在双猪尾管结石中）

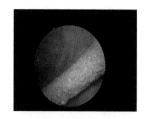

定海神针（双猪尾管结石）

图52 双猪尾管结石和细菌感染

播。有些在输尿管内留置双猪尾管的患者，若是留置时间过长，双猪尾管容易附着结石，纳米细菌可能参与结石形成（图52）。

大多数泌尿系统感染治疗效果良好。只要患者及时就诊，进行尿常规或者尿细菌培养、药敏实验，根据不同的"菌种"密码，选用合适的抗生素治疗，一般都能痊愈，很少遗留后遗症。某些特殊患者（例如老年人、糖尿病患者、免疫抑制人群）若是感染控制不及时，可能发展成"尿源性脓毒血症"。该病发展迅速，处理不当可能进展为脓毒症性休克，危及患者生命。血标本中病原菌的构成以大肠埃希菌和肺炎克雷伯菌为主，需要积极抗感染、复苏、支持等

治疗，如存在梗阻还需解除梗阻治疗。

尿路感染的菌种多种多样，不胜枚举。掌握细菌的特征密码，从而进行有针对性的治疗，是治疗泌尿系统感染的关键。

滚烫的钢水流过尿道

我越发觉得心急如焚，
然而也是没法的事，
成日里犹如坐在针毡上一般，
只得走到外面去散步消遣。

——清·吴趼人《二十年目睹之怪现状》第十七回

"心急如焚"形容着急的样子，如烈火般焚烧。有时排尿出现疼痛，像滚烫的钢水流过尿道，灼痛无比，称之为"尿痛如焚"一点也不为过。尿痛只是一种症状，引起此种症状的疾病是泌尿系统感染，又称尿路感染。即尿路中有大量的微生物繁殖，从而攻破了人体防御的"城墙"，导致炎症反应的一种疾病。这些微生物包括细菌、衣原体、支原体、真菌、病毒等，但大部分泌尿系统感染由细菌引起（图53）。

泌尿系统感染其实是有性别差异的，女性较男性更容易患尿路感染，大约一半女性一生中至少会患一次泌尿系统感染。究其原因，主要是由于男女尿道的解剖结构不同：女性尿道长约5厘米，

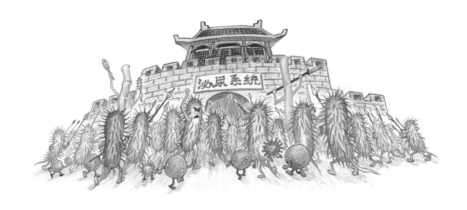

图 53　造成泌尿系统感染的主要是细菌，有时是衣原体、支原体、真菌、病毒等

是短而宽的"康庄大道"，微生物容易"长驱直入"；男性尿道细而长，长 15 ～ 20 厘米，而且有两个生理性弯曲（耻骨下弯和耻骨前弯），相比之下显得迂回曲折（图 54）。另外，女性尿道外口紧邻阴道、肛门，后两者本身即存在大量细菌，容易逆行进入尿道引发炎症。因此，女性的生理结构决定了比男性更易患泌尿系统感染。

在绝大多数情况下，导致泌尿系统感染的细菌都是从外界通过尿道外口进入人体。最开始的时候，细菌刚刚进入人体第一站——尿道和膀胱，处于下尿路感染阶段，称为"尿道膀胱炎"。此时大部分患者尿频和尿急的症状非常明显，每小时排尿 1 次或以上，更有甚者达到 5 ～ 6 次以上，每次尿量非常少，甚至会一滴一滴地滴出来。更为痛苦的是，在排尿过程中尿道或会阴区会有烧灼或刺痛等不适的感觉，称为"膀胱刺激征"。此时患者的尿液外观混浊，在显微镜的观察下能够发现较大量白细胞。患者在排尿快结束时有可能

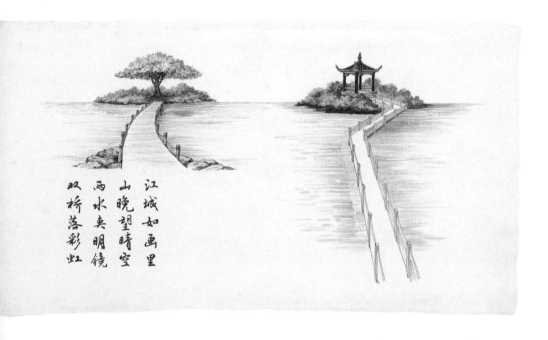

江城如画里
山晚望晴空
两水夹明镜
双桥落彩虹

图 54　女性尿道短而宽，长约 5 厘米，男性尿道细而长，长 5～20 厘米，是女性的 3 倍多

有血尿，也有可能在排尿的整个过程中均有血尿，甚至还有血块排出。细菌只在尿道和膀胱肆虐时，患者一般不会出现全身感染的症状，体温在正常范围。

但是，如果下尿路感染的患者不进行及时治疗和处理，任其发展，细菌就有可能顺着输尿管向上到达肾部位，导致更加严重的上尿路感染，称为"肾盂肾炎"。这些患者除了会有尿频、尿急、尿痛等下尿路刺激症状外，还会出现一侧或双侧的腰背部疼痛，这是因为肾盂及输尿管受到炎症刺激后肿胀，使肾的包膜张力增高，从而产生疼痛。解剖学家们发现，肾和输尿管上端在人体背部皮肤的位置相当于第 12 肋骨跟脊柱的交叉夹角的位置，称为"肋脊角"。如

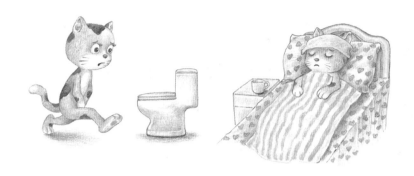

图 55　膀胱炎的典型表现是尿频、尿急、尿痛，肾盂肾炎的典型表现是腰痛、发热

果此时对患者的肋脊角位置处进行叩击，患者会出现明显疼痛的感觉，称为"叩击痛"。此外，细菌还通过肾进入血液循环，出现寒战、高热、头痛、恶心和呕吐的全身症状，与下尿路感染症状有着巨大区别（图55）。

泌尿系统感染患者应当在感到"尿痛如焚"之时，就积极治疗。千万不要等到发展成上尿路感染的肾盂肾炎，全身发热再进行医治，那样不仅会更痛苦，而且病情也不容易得到有效的控制。

蜜月性膀胱炎

"尽日无人看微雨，鸳鸯相对浴红衣。"

——唐·杜牧《齐安郡后池绝句》

俗话说，人生有三大喜事：他乡遇故知、金榜题名时、洞房花烛夜。现代人在洞房花烛夜之后，就会开始踏上新婚蜜月的旅途。小两口或去海岛、或游小镇，一路上舟车劳顿、耳鬓厮磨、卿卿我我，好不甜蜜。膀胱炎恰恰就容易在这甜蜜的时刻出现：新娘子因为尿痛上医院了，经过检查，被诊断为"膀胱炎"。因为膀胱炎发生在蜜月期，这种膀胱炎还有一个俗称——"蜜月性膀胱炎"。

膀胱炎和蜜月有什么关系吗？有的，关系还很密切呢。这得从男女的解剖生理特点说起。女性尿道短而宽，位置又和阴道、肛门相隔很近，阴道、肛门的细菌很容易到达尿道口。未婚女性由于大阴唇处于自然合拢的状态，小阴唇也裹得较紧，遮盖了阴道口及尿道口，形成了一道自然的保护屏障，减少了细菌入侵感染的机会；尿道黏膜在正常的情况下，也具有较为强大的抗菌能力，细菌也不容易侵入。

新婚之后，夫妻之间开始了频繁的性生活，大、小阴唇的天然屏障自然就弱化了（图 56）。尿道外口黏膜也有可能受到损伤，细菌就很容易乘虚而入，由尿道外口进入尿道、膀胱，在膀胱内安营扎寨、大肆繁殖，最终引发尿道炎、膀胱炎。男性由于尿道长并且细，细菌不容易经过狭长的"隧道"逆行感染，因此不易罹患尿道炎、膀胱炎。蜜月期的女性特别容易出现膀胱炎，所以有人将新婚蜜月期间女性发生的膀胱炎称为"蜜月病"。

膀胱属于下尿路，下尿路感染症状以尿频、尿急、尿痛为主。"蜜月性膀胱炎"是下尿路感染，尿频、尿急、尿痛自然是最主要的症状；感染导致膀胱黏膜出现小的出血点，有些患者的尿液会呈现洗肉水样的颜色，称为"肉眼血尿"。膀胱炎患者尿常规检查中，显微镜下往往能够发现大量的白细胞和红细胞。细菌在膀胱内肆虐生长，继续向上方的输尿管、肾盂发展，出现发热、寒战等全身症状，这时候就称为"肾盂肾炎"了。

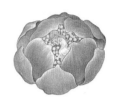

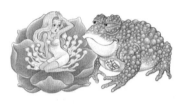

图 56　婚后女性大、小阴唇的天然屏障弱化，容易患泌尿系统感染

为了平安健康地度过一个名副其实的"蜜月"，人们需要特别注意预防蜜月性膀胱炎的发生：在卿卿我我之前，小两口都要洗个澡，尤其要注意清洗隐秘部位。男性要将阴茎包皮翻起，将包皮垢洗干净，以减少在性生活时将细菌传给伴侣的机会，最好戴上安全套，彻底隔绝细菌。其次，性生活后女性应该马上排尿，将尿道中的细菌冲刷出来，最好再清洗一下隐秘部位。此外，在蜜月期间性生活应该有节制，平时注意避免憋尿，要勤洗澡，勤换内裤，在大便后由前向后擦拭，尽可能地将病菌"拒之门外"。

新婚期间，新娘子如果出现了上述的尿频、尿急、尿痛等症状，就很有可能患上了"蜜月性膀胱炎"。不过不用太担心，只要及时诊断，尽早使用抗生素，一般的细菌都会在膀胱内被"就地降服"，很少会发展成肾盂肾炎的。所以，新婚夫妇在蜜月之前做好充分的准备工作，有备无患，让甜蜜继续！

"隐形杀手"肾结核

你快择善地而居，免受池鱼之祸。

——明·凌濛初《二刻拍案惊奇》卷二四

　　有位患者因为尿频、尿急、尿痛，按照泌尿系统感染治疗久治不愈，一年后竟然发现一侧肾脏失去了正常功能，只剩下空空的外壳。不得已接受了肾切除手术，术后确诊为肾结核。

　　肾结核真有这么严重吗？简直是在静悄悄害命啊！

　　结核病是由结核分枝杆菌引起的，是自人类新石器时代起就存在的一种古老传染病。我国出土的西汉古尸中，就有肺结核的残迹（图57）。中医将结核病叫做"痨病"，"痨"指积劳瘦削。而在近代外国，称这种病为"白色瘟疫"，可见其猖狂至极，所到之处无不

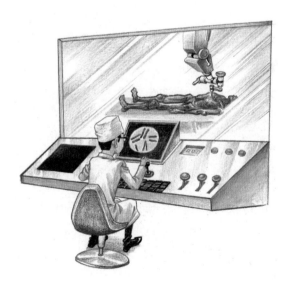

图57　古老的"结核"：近2000年前的女尸肺部就有被肺结核侵蚀的瘢痕

"千山鸟飞绝，万径人踪灭"。据说最早的结核来源于牛，称为"牛结核"，感染人后称为"人结核"。结核杆菌感染人后，毒力加强。有人的地方就有结核，结核病如影随形，严重威胁着人类的健康。一直到现代，随着各种抗结核药物的相继问世和卡介苗的推广应用，结核病在全世界的发病率和死亡率才逐年下降。

说起结核病，大家听得最多的是肺结核，中医古籍《三因极一病证方论》以"痨瘵"为之命名。其实，身体的很多部位都可以得结核，如肠结核、骨结核、关节结核，还有肾结核等，不一而足，而泌尿系统是结核在肺部之外最易发的部位之一。

泌尿系统结核，是指发生在泌尿系统的结核，包括肾、输尿管、膀胱和尿道等部位的结核。这其中，最常见的是肾结核，输尿管、膀胱和尿道结核常常是由于肾感染了结核，结核分枝杆菌随着尿液的自然排泄而播撒到此。因此，泌尿系统结核的重点在肾结核。

泌尿系统结核好发于 20 ~ 40 岁的青壮年，男性稍微多于女性，也有小儿肾结核的报道。一般情况下，肾并不是结核分枝杆菌进入人体的第一站。结核最常见的传播途径是呼吸道传染，所以肺部是结核分枝杆菌最初进入人体的地方。患者患肺结核数年以后，有时肺结核都痊愈了十几年以后，有些没被消灭干净的结核分枝杆菌"暗度陈仓"到达肾脏，继续繁殖壮大，最终引发肾结核。当然，肾结核也可来自其他的器官结核，如骨关节结核、肠道结核等。

人体是一个有机整体，一个部位患病，其他部位也可能受到影响，很多时候就是靠着血液系统这条人体的"大运河"播散。营养物质和氧气靠血液系统运送到全身各处，结核杆菌也会借助这条"大运河"播散到全身，最主要的目的地是肾。血行传播是目前医学上公认的肾结核最主要和最常见的患病途径（图 58）。一旦肾患了结核，下一步就会从上至下经由尿路在泌尿系统内蔓延、扩散，到达输尿管、膀胱、尿道以及男性的生殖系统。由于女性的生殖系统和泌尿系统完全分开，所以女性即使泌尿系统有结核，生殖系统也不容易被感染。

结核分枝杆菌到达肾后，就会像白蚁一样一点一点地吃掉肾，最开始是一点点"虫蚀样"的改变，接着肾会形成结核"空洞"，最后肾就剩下一个空空的"皮囊"了。这些变化都是静悄悄的，患者很少有腰痛、腰酸的症状，很多人看病时肾都彻底坏掉了还不自知。其实，肾结核是有一些早期信号的，比如尿频、尿急、尿痛等膀胱刺激征。

这是为什么？

因为肾内的结核分枝杆菌顺尿路从上到下排入膀胱内，造成了膀胱黏膜的炎症，所以会出现尿频，无论在白天还是夜晚，排尿次数都会明显增多，可由正常的每天数次增加到数十次，严重的每小时都要排尿数次，甚至出现尿液不受控制地自动排出的失禁现象。除了尿频，还会出现尿急、尿痛等症状。普通的泌尿系统感染也会有这些膀胱刺激症状，肾结核发病初期不太好区别是普通细菌感染还是结核感染。所以，当泌尿系统感染久治不愈或者治好后又反复出现时，就需要格外警惕泌尿系统结核了！肾结核虽然病变在肾，但症状表现却在膀胱（图 59）。

肾结核的患者还会伴有血尿，多为轻度的肉眼血尿或为显微镜下才能观察到的血尿。另外，由于结核分枝杆菌在泌尿系统引起的炎症反应，造成组织的破坏，尿液中混入了大量的脓细胞和干酪样物质，使尿液变得浑浊不清。

然而，值得注意的是，肺结核患者往往有发热、消瘦、乏力、

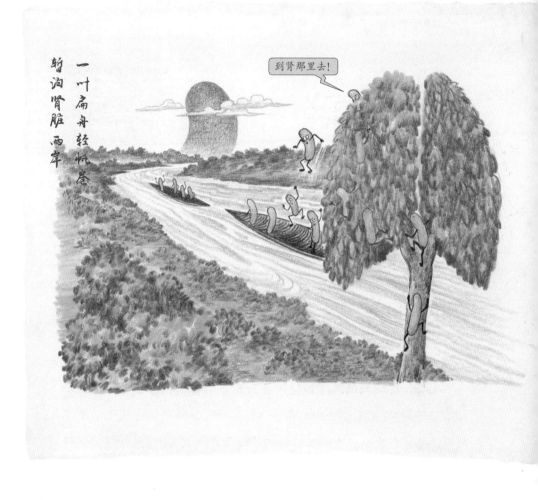

图 58 结核分枝杆菌首先侵犯人体肺脏。
肺结核痊愈后，有些结核分枝杆菌
潜伏下来。当人体抵抗力下降时，
结核分枝杆菌通过血液系统播散到
肾，发展成为肾结核

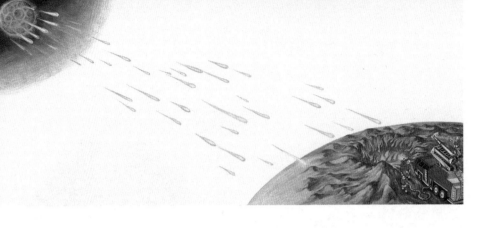

图 59　肾结核病变在肾，症状反映在膀胱

盗汗等结核中毒全身症状，但泌尿系统结核患者症状却不明显。所以，肾结核是在静悄悄地"害命"。肾结核根本就没有所谓"肾痛"，只有尿频、尿急、尿痛、血尿等症状，如果按照"头痛医头，脚痛医脚"的方法，很多的早期肾结核就会被误以为是普通的膀胱炎，从而贻误了宝贵的治疗时机。

　　总之，肺部是结核分枝杆菌最易侵犯的部位，泌尿系统结核是肺结核的后续结果，而膀胱结核一般又继发于肾结核。从先后顺序而言，泌尿系统结核遭受肺结核的"池鱼之祸"，而膀胱结核又遭受肾结核"池鱼之祸"。泌尿系统结核需要早期行影像学和微生物学诊断，服用抗结核药物，必要时可进行手术治疗。

最大的"县"最喜欢发"言"

> 红玉待要过去，又不敢过去，
>
> 只得闷闷的向潇湘馆取了喷壶回来，
>
> 无精打采自向房内倒着。
>
> ——清·曹雪芹《红楼梦》第二十五回

有一段相声说得真逗：

话说我国最大的县在哪？

应该非"前列"县莫属了。

"前列"县？没听说过啊！

男性都有前列腺，按照中国总人口的一半计算，怎么至少也有六亿前列腺（县）。所以"前列"腺称得上是最大的"腺（县）"了！

那前列腺最喜欢什么？

发言？

发炎！

前列腺最喜欢发炎（言），前列腺要是发起炎（言）来可没完没了……

这段相声形象地说明了前列腺炎危害之广。青年男性本应是精力充沛、精神勃发的，但前列腺炎患者往往显得无精打采，坐卧不宁，严重时还伴随焦虑症状。统计表明50%的男性一生中可能会受到前列腺炎的困扰，青年男性发病率更高。

什么是前列腺炎？前列腺炎是指前列腺受到致病微生物感染或某些非感染因素刺激而出现的睾丸或者盆腔如小腹部、会阴部等处疼痛或不适，排尿异常如尿频、尿急、排尿困难等临床表现。多见于成年男性，临床上一般可分为急性前列腺炎和慢性前列腺炎两类。

诊断前列腺炎需要做前列腺液分析、经直肠前列腺指诊以及超声检查。医生通过按摩前列腺收集前列腺液做常规分析，主要检查包括 pH 值、卵磷脂小体、白细胞，并做真菌、滴虫检查。白细胞是炎症的指标，前列腺炎时会明显升高；卵磷脂小体则是前列腺液中的正常成分，前列腺炎时会减少。经直肠前列腺指诊：主要了解前列腺的大小、质地，是否有结节，中央沟是否变浅或消失，是否有波动感等。前列腺有炎症时，有时腺体会有轻度压痛。超声检查主要是检查前列腺大小、前列腺包膜是否光滑，回声是否均匀。

前列腺炎还可以分成哪些种类？

传统分类将前列腺炎分为急性前列腺炎和慢性前列腺炎；又可根据不同的病原微生物感染分为细菌性、非细菌性等。这种分类方法虽然临床上已经使用了很多年，但其不足之处也逐渐显现。为此，1995 年，美国国立卫生研究院在以往分类的基础上，提出新的前列腺炎分类方法。

Ⅰ型：相当于急性细菌性前列腺炎。为前列腺的急性感染，致病菌主要为大肠埃希菌，主要表现为发热和尿频、尿急、尿痛等症状。

Ⅱ型：相当于慢性细菌性前列腺炎。以反复发作泌尿系统感染为特征的慢性前列腺炎感染。目前前列腺液培养病原体主要为葡萄球菌属。

Ⅲ型：即慢性前列腺炎 / 慢性骨盆疼痛综合征。Ⅲ型前列腺炎是临床最为常见的类型，约占慢性前列腺炎的 90% 以上。患者以盆腔疼痛如小腹、会阴、睾丸等处不适或疼痛为主症，可伴排尿异常和性功能下降症状。原因非常复杂，可能有致病病原体，也可能与精神心理因素、神经内分泌因素、免疫反应等有关，至今尚无定论。

Ⅳ型：无症状性前列腺炎。没有任何症状，只是在前列腺液、精液、前列腺组织活检及前列腺切除标本的病理检查等时发现炎症证据。

前列腺炎的成因非常复杂，有些有明确的致病微生物，有些找不到微生物的任何蛛丝马迹，还可能涉及复杂的病理生理改变。无论如何，前列腺炎与人体体质下降和不良生活习惯均有关系，例如吸烟、饮酒、受凉、疲劳、喜欢吃辛辣食品、久坐等引起前列腺长时间充血。前列腺炎严重时还会合并慢性盆腔疼痛，乏力、精神不振、早泄等症状，严重影响男性生活质量。预防前列腺炎，应该从改变不良生活习惯开始，少饮酒，少吃辛辣食品，少久坐，多运动，让前列腺少发炎（图60）！

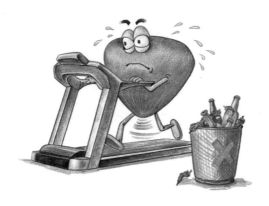

图 60　少饮酒，少吃辛辣食品，少久坐，多运动，预防前列腺炎

为什么会着急上厕所

是故始如处女，敌人开户，
后如脱兔，敌不及拒。

——孙武《孙子·九地》

有的人经常尿急、尿频，出现尿意时简直一秒也不能等，需要立刻奔赴厕所。此种情形尤其以女性多见，出门第一件事是找厕所，严重影响生活质量。但是经过仔细检查并没有发现泌尿系统感染。这是何故呢？

其实，正常人体的膀胱兼具"静"和"动"的特质：储存尿液时，随着尿液的增多，膀胱容量也会不断扩大，维持膀胱内压在相对低的水平，使膀胱可以"静如处子"；需要排出尿液时，膀胱肌肉"动如脱兔"，迅速发动收缩，膀胱出口开放，迅速将尿液排得干干净净。

而不健康的膀胱往往有"多动"的症状：膀胱储存的尿液还没有达到排放标准时就收缩频繁，表现为尿急、尿频等，想上厕所时一秒也不能等，此即"膀胱过度活动症"（overactive bladder，OAB）。

"膀胱过度活动症"这个病名虽然不是耳熟能详，但它的影响面相当广泛。据调查显示，膀胱过度活动症患病率在不断升高，估计在中国有超过 1 亿人受到此病的困扰，其对生活质量的影响甚至超过了更为常见的高血压和糖尿病。但是，只有约一半的患者会去医院就诊并接受治疗。

膀胱过度活动症是如何产生的呢？

正常情况下，人体会将肾脏产生的尿液暂时储存在膀胱之中。

当膀胱贮尿量超过一定程度时，随着膀胱内压力升高，人体会通过一系列复杂的神经信号活动，由骶神经指挥膀胱周围的逼尿肌开始收缩，同时尿道打开，将膀胱里的尿液排出体外。如果上述的神经信号活动出现故障，膀胱还未充满时，逼尿肌就提前接收到了收缩的神经信号，患者就会出现无征兆的尿急、尿频的症状，严重时会尿湿裤子，给患者的生活带来相当大的影响（图61）。

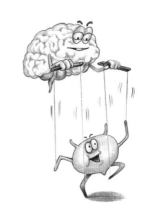

图61 "多动"的膀胱——膀胱过度活动症：异常的神经信号指挥膀胱收缩，患者出现尿急、尿频等症状

膀胱过度活动症细分为两种类型：干式和湿式。如果患者有尿急、尿频的症状，但还能控制这种急迫感，能够及时去卫生间解决排尿问题，称为"干式"类型；如果出现突然且非常强烈的尿意后无法控制，出现"尿裤子"的现象，则称为"湿式"类型。

在工作生活中尿湿裤子是非常尴尬的！

引发膀胱过度活动症的病因还不太明确。目前研究较为清楚的病因主要包括：膀胱逼尿肌不稳定，出现无意识的自主收缩；膀胱的感觉过度敏感，跟"含羞草"似的受到轻微的刺激，就会出现排尿欲（图62）；尿道及盆底肌的功能异常。

不过，急性尿路感染也会引起尿频、尿急等症状，并不包括在膀胱过度活动症的范畴中。

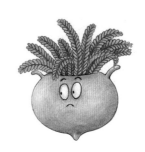

图62 膀胱的感觉过度敏感，像含羞草一样稍一刺激就收缩

膀胱过度活动症有什么预防和治疗措施吗?

首先要戒酒、戒辣、戒咖啡。同时,最好多加练习提肛运动,锻炼及增强盆底肌肉控制排尿的能力。如果症状还不缓解,则需要开始接受口服药物的治疗,托特罗定、索利那新等药物能够放松膀胱的肌肉,缓解尿急、尿频症状。研究表明,膀胱过度活动症与女性绝经有关。可以通过改变生活习惯和药物治疗,大多数病情都可以缓解。对于少数症状不缓解的严重患者,可以放置类似心脏起搏器的装置刺激骶神经,重新将膀胱的收缩管控起来,称为"膀胱起搏器"治疗。

总之,引起尿频、尿急症状的原因除了感染,还有膀胱过度活动症,需要引起大家的足够重视。当没有尿路感染却出现症状时,不要忽视膀胱过度活动症的可能。通过积极的治疗,能够取得好的治疗效果。

笑尿了为哪般

时复相与举觞,对膝,破涕为笑,

排终身之积惨,求数刻之暂欢。

——晋·刘琨《答卢谌诗并书》

"破涕为笑",指一下子停止哭泣,露出笑容。如果反过来写作"破笑为涕",则指大笑过程中一下子停止笑容,露出尴尬神色,大概率是因为"笑尿了",出现了一种病理生理过程——压力性尿失禁。

排尿是受人体意识控制的,人能有意识地排尿。在特殊情况下，比如大笑、咳嗽时，尿液会不受意识控制地自尿道漏出，称为尿失禁。

尿失禁具体分为几种呢（图63）？

真性尿失禁：顾名思义即真正的尿失禁。原因是由于排尿的阀门——膀胱括约肌受到了损伤，或者因神经功能障碍，膀胱括约肌丧失了控制尿液的能力，无论患者采用什么样的姿势、体位，尿液随时都会不由自主地持续从尿道流出。就像水龙头的阀门坏了一样，自来水"哗哗"往外流。这种情况多见于骨盆骨折外伤、根治性前列腺切除术或者经尿道前列腺电切术后的部分患者。

压力性尿失禁：压力性尿失禁是指平时不漏尿，只有咳嗽、打喷嚏、大笑或运动使腹腔内压力升高时，尿液突然自尿道溢出。这是因为在做上述动作时，腹腔内压力瞬间上升，以至超过了尿道阻力，导致少量尿液突然漏出（图64）。压力性尿失禁在经产妇女或绝经后妇女中较为常见。平时尚能控制尿液，而在咳嗽、大笑等腹腔内压骤增时出现尿失禁，严重时只能在平卧位或者坐位才不漏尿。这种情况的主要原因是由于阴道前壁的支撑力减弱，膀胱底部下垂，盆底肌肉出现功能障碍。适当进行盆底肌肉锻炼有助

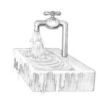

A 真性尿失禁（尿道括约肌毁损，尿液完全控制不住）

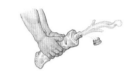

B 压力性尿失禁（控尿的括约肌经受不住腹腔过大的压力）

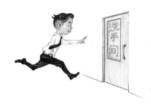

C 急迫性尿失禁（炎症刺激膀胱，憋不住尿）

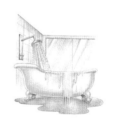

D 充盈性尿失禁（膀胱里的尿液太多了，从尿道流了出来）

图63　4种常见尿失禁图解

于缓解症状。

急迫性尿失禁：急迫性尿失禁指在有急迫的排尿感觉后，还没到厕所，尿液就快速溢出。这种症状常与膀胱炎症有关。精神紧张、焦虑也可能会引起急迫性尿失禁。一般药物治疗可以得到良好的治疗效果，症状也会得到缓解。

充盈性尿失禁：也称假性尿失禁，主要是由于潴留在膀胱的尿液过多，膀胱没有空间继续储存，只能通过尿道溢出。一般发生在前列腺增生症、神经源性膀胱功能障碍等患者身上。患者的膀胱膨胀是逐渐发生的，残余尿量逐渐增加，当膀胱尿液胀满到一定程度，就有一些尿液溢出，尿液滴沥不尽。这种现象多发生在夜间，

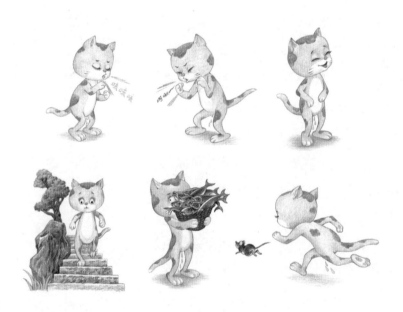

图64　几种常见的压力性尿失禁诱因：咳嗽、打喷嚏、
　　　大笑、下楼梯、搬重物、跑步运动

此时患者的控尿能力与白天相比有所减弱。这种充盈性尿失禁如果是由于前列腺增生梗阻引起，接受了前列腺手术后会改善症状；如果是膀胱本身的收缩出了问题，治疗起来就比较棘手了。

无论是哪种类型，人一旦得了尿失禁，对生活和工作的影响还是很大的，应该积极寻求治疗。平时要养成良好的排尿习惯，不要憋尿，适当的加强盆底锻炼、收缩肛门，对于控制排尿很有帮助。

此"肾炎"和彼"肾炎"

二世笑曰：丞相误邪，谓鹿为马。

——《史记·秦始皇本纪》

泌尿系统感染是泌尿系统常见的疾病之一，尤其对于女性而言，50% 女性一生中至少会患一次泌尿系统感染。

肾是泌尿系统中非常重要的器官（图 65），人们常说的肾炎就是泌尿系统感染吗？并非如此！理清此问题非常重要，临床上同一疾病往往有多种症状，同一症状可由不同疾病引起，医学上需要"鉴别诊断"，即要避免相互混淆。

首先我们需要了解一下肾的解剖结构和生理功能。人体的肾脏是由肾皮质和肾髓质内的无数个肾小球和肾小管组成的，肾脏的主要功能包括过滤血液中的代谢废物以及重吸收有用的电解质等，并最终生成尿液，通过肾盏、肾盂收集后，经输尿管、膀胱、尿道排

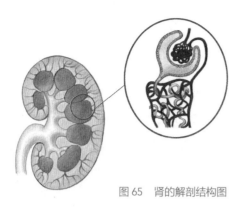

图 65　肾的解剖结构图

出体外。简单来说，肾的组成可分为两部分：只能通过分子的小管道——肾小球、肾小管，排泄尿液的大管道——肾盏、肾盂。

由于肾解剖、生理结构的特点，肾炎的种类也根据炎症的部位大致分为肾小球肾炎、间质性肾炎和肾盂肾炎等。

然而，医学上的炎症不仅局限于我们日常所说的由细菌导致的感染性炎症，还包括了由机体自身免疫所引起的一些炎症反应，尤其是肾小球肾炎，此类炎症与细菌等微生物并无直接关联。

泌尿系统感染最常见的方式是细菌从尿道、膀胱通过输尿管上行至肾盂，再侵入肾实质的途径进行感染，约占95%（图66）。尿道是与外界相通的腔道，正常人体的尿道外口就有大量的细菌寄居。在正常生理状况下，尿道及自身防御能力使得尿道与细菌间维持平衡状态，不会引起尿路感染。但是当机体抵抗力下降、尿道黏膜有损伤或者细菌毒力较大时，细菌就会通过尿道逆行侵袭膀胱和肾，造成感染。而且由于女性的尿道口靠近肛门和阴道，尿道较男性更宽更短，极易被粪便及阴道分泌物污染而发生尿路感染。引起泌尿系统感染的其他方式还包括细菌通过血液或者淋巴道感染泌尿系

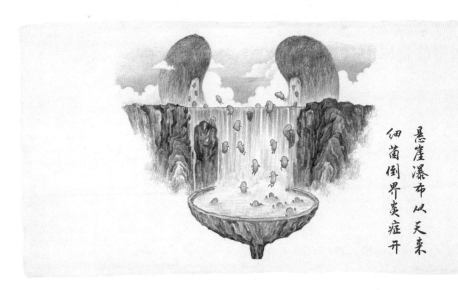

悬崖瀑布从天来
细菌倒界炎症开

图66　泌尿系统上行感染示意图：尿液从上而下，但是细菌等
微生物从尿道进入膀胱，顺着输尿管逆流而上感染肾脏

统，不过这些情况不太常见。

所以，"肾炎"不一定都是泌尿系统感染，肾盂肾炎是泌尿系统感染，肾小球肾炎则不是泌尿系统感染。

肾盂肾炎是由于细菌通过尿路上行至肾盂并引发感染，足以说明细菌的毒力较强、数量较多，对机体造成的伤害也会较重，症状往往比一般的尿路感染要严重。通常表现为发热，体温可达 39 ～ 40℃，全身无力、食欲缺乏（食欲不振）、腰痛，有些患者还会伴有下尿路感染的尿路刺激症状，如尿频、尿急、尿痛等。如果有上述这些症状就要高度警惕是否患有肾盂肾炎了，需要及时去泌尿外科就诊治疗。

肾小球肾炎是一种免疫反应性疾病，一般没有发热症状，更不会有尿频、尿急、尿痛等症状，多表现为水肿、蛋白尿、血尿、高血压等，如果不及时治疗对人体的危害很大。

要区分好肾炎和肾盂肾炎，避免犯"指鹿为马"的错误！

尿毒症是尿中有毒吗

矢镞有毒，毒入于骨，

当破臂作创，刮骨去毒，

然后此患乃除耳。

——晋·陈寿《三国志·蜀书·关羽传》

毒，这个词很具有心理冲击性。毒液、毒素、中毒、毒发身亡，后果是可怕的！对于泌尿系统疾病而言，最"毒"之病莫过于尿毒症。尿毒症是一种难治之症，需要终身透析或肾移植治疗。尿毒症真是尿液中有毒吗？尿毒症有什么症状？需要怎么治疗？可以预防吗？

这需要从肾的功能说起。

人体生存需要从食物中获得营养，从空气中获得氧气，还要不断地补充水分。人体的每个细胞都要进行新陈代谢，并在自我更新的过程中产生代谢废物，这些代谢废物包括尿素、尿胆原、钾离子、钙离子等，它们统统会被毛细血管网带到大的血液循环系统中，再通过肾由尿液以及汗液等排出人体。

肾之于人体，就像垃圾处理厂之于城市，发挥过滤、净化、解毒的作用。当垃圾处理厂设备老化，无法胜任城市的需要时，过多的垃圾就会在城市里堆积如山；当肾功能不全，体内的毒素就无法完全通过尿液等排出，同样在血管中会"堆积如山"，最后的结果就是尿毒症。因此，尿毒症并不是尿中有毒，而是血中有毒（图67）。

尿毒症究竟有哪些症状？尿毒症是肾衰竭的最严重阶段。这时由于体内大量的毒性物质堆积，对全身各个系统都会造成较为严重

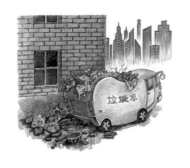

图67 肾之于人体，就像垃圾处理厂
之于城市，起到过滤、净化、
解毒的作用。肾若不能工作，
血液中的毒素就会积聚，造成
尿毒症

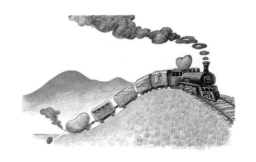

图68 尿毒症对全身几乎各个系统
都会造成较为严重的损伤

的损伤。例如，心脏会出现心律失常、心力衰竭；呼吸系统会出现肺水肿，呼出的气体会有尿味；血液系统方面因为缺乏肾的造血因子，会出现贫血和易出血；神经肌肉系统方面会出现记忆力减退、手脚麻木。总之，尿毒症不仅仅是血液系统中毒，全身各个系统都会受到拖累（图68）。

因此，尿毒症之毒不在尿中，亦不在骨中，无需像关公一样"刮骨疗毒"，但需换血疗毒。针对尿毒症这么严重的全身疾病，"伐毛洗髓"彻底治疗方案包括：用"人工肾"，即透析治疗，依靠体外透析机器将体液过滤一遍，去除毒性代谢废物后回输入体内。"换肾"，即肾移植，代替原有失去功能的肾脏，起到过滤作用。

透析治疗又分两种，一种是血液透析（图69），即把血液抽出体外，经过血液透析机的渗透过滤，清除血液中的代谢废物和杂质后，再将净化后的血液重新输回体内。此种透析方式最为直接、效

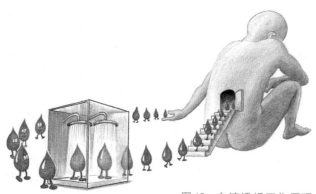

图69　血液透析工作原理：把血液抽出
　　　体外，经过血液透析机的渗透过滤，
　　　清除血液中的代谢废物和杂质后，
　　　再将净化后的血液重新输回体内

率高，但患者需要每周去医院2～3次，每次半天，无法正常工作。

　　另一种透析方式——腹膜透析，在很大程度上就解决了血液透析离不开医院的困扰。腹膜透析利用了人体腹腔内的腹膜作为天然的过滤膜，将体内代谢物过滤到腹腔，最后再引流出人体。此种透析模式经过专业医务人员的指导，患者完全可以自行在家里完成全过程操作，甚至还有人带着腹膜透析设备出国旅游。腹膜透析生活质量高、并发症少、医疗花费少，但透析效率不如血液透析。因为透析液中含有葡萄糖，腹膜透析不适合糖尿病患者。

　　针对尿毒症的终极治疗办法就是肾移植。给尿毒症患者重新安装健康的肾，自带"透析机器"效率最高。北京大学第一医院在吴阶平教授带领下，于20世纪60年代完成了中国第一例肾移植。肾移植涉及临床医学和免疫学、外科学和内科学等学科，需要团队整体协作（郭应禄，1983）。郭应禄教授于 1980 年出版了中国第一部肾移植专著（朱洪荫，郭应禄，1980）。不过，人体对移植肾有一定的排斥作用，需要终生服用抗排斥药物。

肾衰竭的患者由于缺少尿液的冲刷，泌尿系统逆行感染的机会明显增加，需要引起高度重视。

最好的预防尿毒症的办法是定期体检，饮食健康，不服用伤肾的药物。好好呵护自己的肾脏。

能让英雄折腰的"痛"

女娲炼石补天处，

石破天惊逗秋雨。

——唐·李贺《李凭箜篌引》

泌尿系统是中空的管道，除了易受微生物的侵扰患尿路感染外，梗阻不通也是常见疾患。其中又以泌尿系统结石为主，往往以"地震"般突然发作的疼痛为首发症状。地震是地球内部能量逐渐聚集到一定程度，并且突然释放的一个过程。震前没有明显预兆，到目前为止，我们人类还无法准确地预测它。地震来临时，地动山摇、山崩海啸，破坏力十分巨大。泌尿系统结石引发的绞痛具有发病急、疼痛剧烈等特点，与自然界的地震有许多相似之处。

泌尿系统结石在形成阶段没有明显症状，经常以结晶形态在肾脏

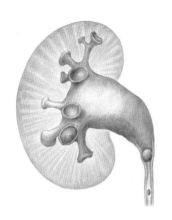

图 70 结石需要通过狭窄
的肾盏颈和输尿管
才能排出体外

中缓慢形成，看似温和，患者也几乎感受不到疼痛。人体内泌尿系统结石的形成是长期的过程，可千万别忽视了此种变化，一旦结晶长成结石并且卡在肾或者输尿管中，那患者可能就要感受"石破天惊"般的肾绞痛了。

绞痛其实是形容疼痛的一种状态，就像受绞刑一样疼痛。心绞痛、肾绞痛、胆绞痛，都是令人痛苦万分的症状。冠心病引发心绞痛，肾结石引发肾绞痛，胆结石引发胆绞痛。解剖学和生理学研究表明，肾分为泌尿部和排尿部。泌尿部位于肾的外周，专司尿液生成，排尿部位于肾的中心，负责收集尿液。排尿部按照尿液收集方向依次是肾小盏、肾大盏、肾盂，如同小溪汇入江河湖海，水面越来越宽阔。人体肾结构与自然河流不同之处在于，在肾小盏汇入肾大盏，肾大盏汇入肾盂之前一般都有一个略狭窄的限流"阀门"，称为"盏颈"（图70）。尿液可以顺利通过"盏颈"，但尿液中携带的结石却需要经过一番摩擦与挤压才能顺利进入较为宽阔的"水面"。细长的输尿管更是结石通过性的严重挑战。结石在通过肾盏颈和输尿管时容易嵌顿受阻，周围的平滑肌启动强烈收缩欲排出结石，这就是剧烈肾绞痛的病理生理基础。结石一旦通过这些狭窄处进入膀胱，就不再会受到大的阻碍，排出人体就指日可待了。

因此，肾绞痛的程度主要和肾结石的大小有关。一般而言，临床上将结石按大小分成如下3种。

首先，第一种结石是肾结石中的"小不点儿"。它们一般是表面光滑的小块结石，直径通常小于 6 毫米。这类肾结石患者，一般疼痛不明显，因为这个尺寸的结石不容易阻塞输尿管，大多数能随着输尿管有节律的蠕动、随尿液排出而不引起明显症状。换言之，如果 CT 报告上写着结石的直径小于 6 毫米，那么结石有 80% 的概率能够顺利排出，一般不需要进行碎石手术等治疗。

其次，第二种结石，如果肾结石大小积累到一定程度，直径大于 2 厘米，在临床上被视为"大块头"。这种情况下，许多患者也没有明显的疼痛。这是因为此种尺寸的结石大部分会安安静静地待在肾盂或者是肾盏内，大概率不会引发明显症状。在临床上，我们甚至见到过比较极端的病例：患者整个肾盏和肾盂被较大结石填满，肾脏受到很大挤压，但患者却没有什么明显症状。这类患者还不在少数。他们可能仅仅有点儿轻度腰部不适感，或者腰部有点儿酸，有点儿胀胀的感觉。但是千万不要掉以轻心，没有明显疼痛不代表肾脏没有结石。肾结石的危害很大，这颗定时炸弹会引起肾脏积水，损害肾功能，所以还是要尽早治疗！

最后，第三种结石，这类结石的尺寸介于"大块头"和"小不点儿"之间，称为"中等身材"。它们直径一般在 6 毫米与 2 厘米之间。这些中等身材的结石最让医生头痛。因为身材适中，它们不会像"大块头儿"一样老老实实待在肾盂、肾盏里，在排出体外、经过输尿管等管道的过程中，它们又由于体形不够纤细，不断摩擦、挤压输尿管壁，甚至牢牢卡在输尿管中，造成"交通阻塞"，甚至"水泄不通"，进而引发肾绞痛。这些家伙的表面一般不光滑，浑身带刺，卡在人体管道中，不断刺激输尿管，引发肾绞痛。对这类结石，一定要万分小心！

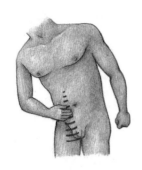

图71 肾绞痛放射痛，向下辐射到腹部、大腿内侧、阴囊或外阴部

那么，肾绞痛有哪些"石破天惊"的表现？肾结石引发的剧烈肾绞痛可不仅仅局限于腰部，它会向下辐射到腹部、大腿内侧、阴囊或者外阴部，就像地震时的余震一样，波及面很广（图71）。不仅如此，就像地震常常伴发泥石流和海啸一样，肾绞痛也会伴发其他一些症状，例如血尿等。临床上典型的肾结石症状就包括肾绞痛和血尿。有时候患者出血量极微，肉眼看不到血尿，需要借助尿常规检查才能检测出来。在肾绞痛和血尿发作的时候，如果仔细观察可能会发现有沙粒一样的小结石随着尿液排出。这个过程其实是痛苦的，但也是值得的。因为结石堵塞尿路引发肾绞痛，疼痛的过程也是泌尿系统奋力排石的过程。结石排出以后，尿流即刻恢复通畅，患者也会浑身顿感轻松，就像把碎石块从拥堵的主干道上搬走，交通立刻恢复往日畅通一样。正所谓"不经一番痛彻骨，怎得尿液畅快流"！

最后，需要反复提醒的是：肾结石需要及时治疗。如果没有得到及时治疗，可能会引发肾积水、肾功能不全以及尿路反复感染等症状。最可怕的是：肾结石的长期刺激还有诱发鳞癌的可能！所以，不管是引起"地动山摇"的结石，还是那些"风平浪静"的结石，都要引起足够的重视。积极治疗，去除结石，还泌尿系统一个畅通无阻的良好环境，一身轻松！

人体的"10分"疼痛

待得微甘回齿颊，已输崖蜜十分甜。

——宋·苏轼《橄榄》

疼痛是人的生命历程中必不可少的生理与心理感受：

小时候的我们生病去医院采指血，指尖强烈的锐痛让人大呼小叫。这时父母的呵护是最好的良药。

年轻时的我们，刚刚还相亲相爱的恋人突然分手，备感椎心泣血的痛楚，好像就连天空也失去色彩。这时时间才是最好的解药。

壮年时的我们，事业受挫陷入谷底，前途渺茫，看不到希望的痛苦，唯有自立、自强才是砥砺奋进的不竭动力。

老年时的我们，身患病症，疾病的痛苦令人沮丧，只有医生的药丸和亲情的陪伴才是治愈病痛的良方……

疼痛如此普遍，伴随我们出生、成长，直到我们老去。疼痛是最真实的存在。什么是疼痛？1979年，国际疼痛研究学会将疼痛定义为"疼痛是一种不愉快的主观感觉和情感体验，与组织损伤或潜在组织损伤（或描述的类似损伤）相关"。目前又提出了新的定义："疼痛是一种与组织损伤或潜在组织损伤相关的感觉、情感、认知和社会维度的痛苦体验"。

抛开复杂的定义，我们先来看看汉语中形容疼痛的成语：苦不堪言、痛不欲生、切肤之痛、心如刀割、肝肠寸断。这些成语中的疼痛程度都很高。不过，现今依然没有客观的医学仪器能够准确检测疼痛、描述疼痛的程度。人们尝试就像用温度计测量体温、用血压计测量血压一样，用数字来描述疼痛的程度。于是一种简便易行的方法应运而生，称为视觉模拟评分法。这是一把"痛尺"，0分表示没有任何疼痛，10分则代表难以忍受的最剧烈疼痛，从0到10，疼痛的程度不断增加，愈来愈难以忍受。这种方法简便易行，使用时医生先向患者说明这把"痛尺"的含义，然后把没有刻度的一面面对患者，让患者标出疼痛的程度，医生最后翻转过来读出相应刻度即可（图72）。描述非常严重疼痛时说十分疼痛，对照这把尺子，确实就是"10分"疼痛。

疼痛得以量化以后，得分最高的人体三大疼痛为——分娩痛、胆绞痛和肾绞痛。

疼痛榜第一名——分娩痛。分娩痛到底有多痛？虽然体验因人而异，但总体疼痛分数为10分，是人体疼痛之最。一般说来，在孕妇生产过程中，最开始是轻度的宫缩不适，在随后的产程中，疼痛强度阵发性逐渐增强，直至达到极点。初次分娩时疼痛往往显著高于再次分娩。随着医学技术的发展，出现了椎管内分娩镇痛技术缓解分娩疼痛，这种镇痛方法具有较好的减轻分娩疼痛的效果，同时对母婴的镇静作用相对较轻。北京大学第一医院从20世纪60年代开始试验探索分娩镇痛，经历20世纪80年代小规模开展应用，到2001年率先在国内大规模、规范化推广分娩镇痛项目，大大缓解了女性分娩时的痛苦（包菊等，2019）。

疼痛榜第二名——胆绞痛。胆绞痛是胆结石卡在胆道系统中，引发胆管强烈痉挛收缩导致的剧烈疼痛，分数往往接近10分。胆绞痛患者通常突然发病，右上腹部疼痛，轻重不一，重者疼痛难忍，痛得弯腰打滚，呻吟不止，面色苍白，伴有大汗。疼痛可向右肩背

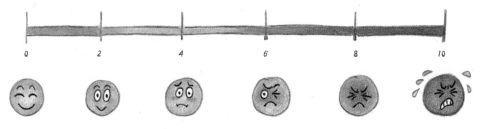

0　　　2　　　4　　　6　　　8　　　10

图72　疼痛等级评分方法

放射，伴有恶心与呕吐。疼痛中间可有缓解时刻，但随之又再次发作，也可为持续性疼痛。胆管结石和胆囊结石虽然同属胆结石，但胆管结石如果治疗不及时，数小时之内容易发展成感染中毒性休克，危及患者生命！

疼痛榜第三名——肾绞痛，又称输尿管绞痛。一般是结石卡在输尿管中，诱发肾盂、输尿管平滑肌痉挛产生的剧痛，疼痛得分也接近10分。其特点是突然发作剧烈疼痛，疼痛从患侧腰部开始沿输尿管向下腹部、腹股沟、大腿内侧、睾丸（男性）或阴唇（女性）放射，可持续几分钟或数十分钟，甚至数小时不等。一般是单侧发作，"痛得直不起腰"形容的就是这种疼痛。发作时常伴有恶心呕吐、大汗淋漓、面色苍白、辗转不安等症状，如果引发感染可导致高热，甚至肾盂肾炎，对孕妇的危害更大，同样不可小觑（宋刚等，2011）。

分娩痛、胆绞痛、肾绞痛是人体三大疼痛：

只有经历过分娩痛，才懂得生命的伟大！

只有经历过胆绞痛，才明白疼痛之凶险！

只有经历过肾绞痛，才知道原来结石也可以"引无数英雄竞折腰"！

有了疼痛的量表，我们就可以把文字的"十分"疼痛量化为数字的"10分"疼痛，根据疼痛的不同程度和危险度，进行有针对性的治疗，为健康保驾护航！

小桥流水遇梗阻

与上座一线道，且作么生持论佛法？

若也水泄不通，便教上座无安身立命处。

——宋·释普济《五灯会元》卷十《延珊慧明禅师》

泌尿系统的主要功能是分泌、输送、储存和排出尿液。肾是产生尿液的器官，输尿管负责输送尿液，膀胱能够储存尿液，尿道是排出尿液的通道。它们各司其职、恪尽职守。其中，输尿管的作用不可小觑，它的长度最长，通过不间断的蠕动能够将肾产生的尿液源源不断地输送到膀胱。这一过程看似简单，实则路途遥远，困难重重。

输尿管本身不宽，直径 5～7 毫米，全长 25～35 厘米，是泌尿系统最细微的部分，"狭窄幽长一线天"。最狭窄的地方有三处：上狭窄位于肾盂输尿管连接部，中狭窄位于输尿管跨髂血管处，下狭窄指输尿管进入膀胱的地方。其中最常见的狭窄是上狭窄——肾盂输尿管连接部狭窄。

肾盂输尿管连接部梗阻是临床上较为常见的一种泌尿系统梗阻。发病的原因多样：有的是肾盂输尿管连接部狭窄，有的是输尿管被前方异常走行的血管压迫等。正常生理状况下，肾生成的尿液在漏斗状的肾盂处进行汇合，并且有序地汇入狭窄而细长的输尿管。为何如此大量的尿液一拥而入却没造成"交通堵塞"呢？那是因为在肾盂输尿管连接部这个交通要塞上有训练有素的"交警"，进行 24 小时不间断的指挥。这些"交警"，就是输尿管上的肌纤维细胞，它们能够从上而下有节律地收缩，将尿液根据到达顺序进行分组编队，指挥尿液依次通过输尿管，不会发生拥堵，保证一路通畅（图 73）。

如果由于各种原因导致"交警"不能正常工作，或者原本已经很

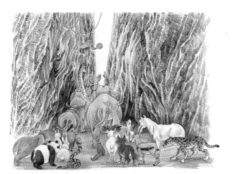

A 正常肾盂输尿管连接部

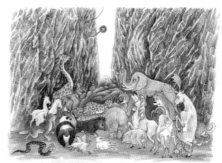

B 肾盂输尿管连接部先天性狭窄

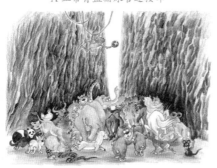

C 肾盂输尿管连接部肌纤维收缩无序

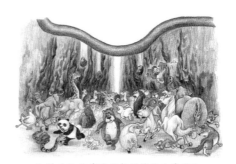

D 肾盂输尿管连接部被异位血管压迫

图 73　找不同：不同原因的肾盂输尿管连接部梗阻

狭窄的道路遭到挤压，肾盂输尿管连接部就会发生拥堵，大量尿液不能有序进入输尿管，从而出现肾盂扩张。临床上常见以下三种情况：

肾盂输尿管连接部先天性狭窄：肾盂输尿管连接部如果先天性狭窄导致尿液排出不畅，容易产生肾积水。需要切除病变的肾盂输尿管连接部，重新吻合输尿管。

肾盂输尿管连接部肌纤维病变：输尿管本身无明显狭窄，但输尿管上负责指挥交通的肌纤维细胞不健康，不能有节律地收缩，尿液不能依序通过，最终也会引起肾积水。治疗的方法同上，也需要切除病变的肾盂输尿管连接部，重新吻合输尿管。

肾盂输尿管连接部被异位血管压迫：输尿管被前方异常走行的血管压迫，被动受压变窄，继而引起肾积水。这个异常走行的血管虽然位置不正常，但仍会给肾供应一部分血液，所以不能轻易切断。手术只能切断输尿管，将输尿管放在血管的前方，重新吻合输尿管，这样才不会互相干扰。

在尿流不通畅、肾积水的情况下，人会出现腰痛。流水不腐，户枢不蠹，长期肾积水容易引起泌尿系感染，最终形成脓肾（图74）。脓肾，又称肾积脓，是一种严重的肾化脓性感染，大量的肾组织被微生物破坏，形成一个脓腔。脓肾最主要的症状就是全身的感染中毒症状，比如发热、虚弱无力、消瘦以及贫血等，另外还有局部的肾相关症状，如腰痛、肾肿大等。因此，在肾积水阶段就及早发现并予以治疗，可以防止患者出现肾功能永久性损伤和败血症，否则发展成脓肾就需要肾造瘘或切除肾来控制感染了。

定期体检中的超声检查可以发现有无肾积水。如果有，请及时

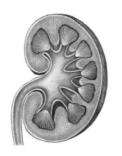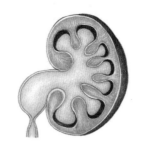

图 74 　正常肾和脓肾

注　肾盂输尿管连接部梗阻
引发肾积水，继而诱发
感染，感染达到严重
程度就成为脓肾。

去泌尿外科就诊，以免延误最佳治疗时机。如果情况严重，需要进一步做泌尿系统 CT 检查或核素检查，以便发现有无输尿管梗阻或判断梗阻程度等问题。此外，如果有反复的泌尿系统感染，尤其是肾盂肾炎也应引起重视，应检查是否存在肾盂输尿管连接部梗阻。针对引起肾盂输尿管连接部梗阻的原因采取相应措施，防止肾积水发展成脓肾。

而今顺风湿一鞋

民病咳嗌塞，寒热发暴，
振栗癃闷。

——《黄帝内经·素问·六元正纪大论》

癃闷，即今天的癃闭，指大小便不通畅。癃闭不舒，反映的是排尿期的症状，以排尿困难、排尿滴沥、尿潴留为主要表现，即现代医学中的良性前列腺增生，是男性最常见的泌尿系统梗阻，治疗良性前列腺增生就有一种中成药名为"癃闭舒"。除了排尿期的症状，良性前列腺增生的症状还包括排尿前和排尿后的症状。随着年龄不断增大，老年男性朋友容易出现排尿困难等前列腺增生的症状，颇为痛苦。网络上有个调侃的说法："当年迎风溺三尺，而今顺风湿一鞋"。话虽粗俗，但理却真。

良性前列腺增生的症状主要是由于增大的前列腺压迫了尿道，导致膀胱内的尿液排出受阻，同时还包括膀胱逼尿肌对梗阻的反应，膀胱、前列腺和尿道之间相互作用以及中枢神经系统等因素引起的。临床表现以下尿路症状为主，包括：排尿前症状（储尿期症状）、排尿期症状和排尿后症状。

排尿前症状（储尿期症状）：膀胱上接肾盂、输尿管，下连前列腺，起到承上启下、储存尿液的作用。当储存的尿液积蓄到一定程度时，膀胱收缩、前列腺舒张、排出尿液。若膀胱下方的尿道被增生的前列腺压迫，造成膀胱出口梗阻、排尿困难。随着膀胱压力的增加，膀胱逼尿肌需要更加用力收缩才能排尿，逐渐出现膀胱逼尿肌代偿性肥厚、逼尿肌不稳定，引发尿频症状。出现有尿意时不能等待、必须立刻上厕所，临床上称为尿急；如果此时排尿不受意识控制而排出，称为急迫性尿失禁。这些症状不仅白天会有，夜晚睡眠的时候更明显，即夜尿增多。严重者一晚能起床排尿数十次，极大地影响了患者的睡眠质量。

排尿期症状：排尿时期，由于尿道受到前列腺的压迫而狭窄，就会出现排尿踌躇、排尿困难、间断性排尿等现象，严重的患者每次排尿甚至会长达十几分钟，令人十分苦恼。很多患者还会出现尿线变细、排尿射程变短、排尿中断等症状，出现所谓"顺风尿湿鞋"的窘境。

排尿后症状：很多患者在排尿后会有排尿不尽感，有可能膀胱内还有尿液尚未完全排出。此时如果进行超声检查，往往能发现膀胱内有残余尿液，称为"残余尿"，超声能测量出残余尿的体积。

以上三种下尿路症状中，排尿期症状是最重要的症状，由此引发了排尿前和排尿后的症状。中医典籍中将小便不畅、点滴而少者称为"癃"，小便闭塞、点滴不通者称为"闭"，虽不如现代医学概念全面，但抓住了疾病的本质（孙硕等，2019）。因此，治疗的重点在于解决"癃闭不舒"的问题。

如果前列腺增生不能得到及时有效的治疗，就会引起一系列并发症。正所谓流水不腐、户枢不蠹，由于膀胱出口梗阻，导致整个泌尿系统从肾盂经输尿管再到膀胱内的尿液不能顺畅排出，这就大大增加了发生膀胱结石和尿路感染的概率。同时，膀胱内长期潴留的过量尿液对膀胱壁的压迫会降低膀胱肌肉的张力和收缩力。此外，长期的慢性尿潴留还会引起肾盂和输尿管的扩张，最终损害肾功能（图75）。

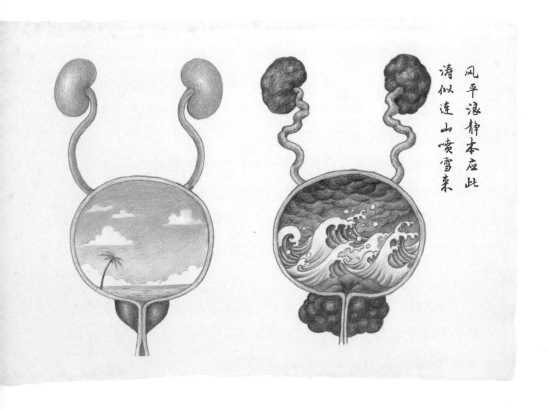

风平浪静本应此
涛似连山喷雪来

图75 正常前列腺"开合自如",膀胱内
　　　"风平浪静";前列腺增生时出现排尿
　　　困难、尿频、尿不尽,甚至尿潴留、
　　　肾积水,膀胱内"惊涛骇浪"

前列腺的"分儿"，你挣吗

赵括自少时学兵法，言兵事，

以天下莫能当。

——《史记·廉颇蔺相如列传》

考大学，考的是分数；绩效评定，评的也是分数；就连服务好坏，也是依据手机软件上的评分。同样，前列腺增生出现了排尿困难、尿频的症状，是该观察、吃药，还是需要进行手术治疗，也需要评分，根据分数高低决定治疗方案。这个评分即国际前列腺症状评分（International Prostate Symptom Score，IPSS）（图76）。

图76　国际前列腺症状评分（IPSS）表

在最近 1 个月内，您是否有以下症状？	无	在 5 次中					症状评分
		少于一次	少于半数	大约半数	多于半数	几乎每次	
1. 是否经常有尿不尽感	0	1	2	3	4	5	
2. 两次排尿间隔是否经常小于 2 小时	0	1	2	3	4	5	
3. 是否曾经有间断性排尿	0	1	2	3	4	5	
4. 是否有排尿不能等待现象	0	1	2	3	4	5	
5. 是否有尿线变细现象	0	1	2	3	4	5	
6. 是否需要用力及使劲才能开始排尿	0	1	2	3	4	5	
7. 从入睡到早起一般需要起来排尿几次	没有	1次	2次	3次	4次	5次	
	0	1	2	3	4	5	
症状总评分 =							

生活质量指数（QoL）评分表

	高兴	满意	大致满意	还可以	不太满意	苦恼	很糟
8. 如果在您今后的生活中始终伴有现在的排尿症状，您认为如何？ 生活质量评分（QoL）=	0	1	2	3	4	5	6

这个 IPSS 评分表是医生用吗？不是，是给有排尿困难、尿频、尿急等下尿路症状的男性患者自测用的。针对男性患者近一个月的症状提出 7 个简单问题，患者按照实际情况轻重从 0 ~ 5 评分即可。最后将 7 个问题的得分相加得到最终的症状评分，可以依此判断前列腺增生症状的严重程度：0 ~ 7 分为轻度，8 ~ 19 分为中度，20 ~ 35 分为重度。

例如，一名患者经常有尿不尽（4 分）、两次排尿间隔有时小于两小时（3 分）、偶尔出现间断性排尿（1 分）、时常排尿不能等待（4 分）、偶尔尿线变细（1 分）、每次排尿需要用力及使劲才能开始排尿（5 分）以及夜间从入睡到早起一般需要起来排尿 4 次（4 分），那么他的最终国际前列腺增生症状总评分为 4 分 +3 分 +1 分 +4 分 +1 分 +5 分 +4 分 =22 分，属于重度前列腺增生（图 77）。可以多次使用 IPSS 评分对患者进行评估，尤其是药物治疗或者手术治疗后，再次评分与既往评分进行比对，可以评价治疗效果的好坏。

在 IPSS 评分之外，还有一个生活质量（quality of life，QoL）评分表。QoL 评分表需要询问患者，如果在今后的生活中始终伴有现在的排尿症状，患者的主观感受如何？选项按照满意程度从"高兴"到"很糟"分为 7 个等级，评分也分别从 0 分依次递增到 6 分；评分越高说明生活质量越差。此评分表一般与 IPSS 评分表联合使用，能更加全面地评估患者的症状。

正如高考的一考定终身有其弊病，因为高考分数不能完全反映学生的真实素质。同样，IPSS 评分也不能完全反映前列腺增生的症状。例如，有时 IPSS 评分为重度症状，但引起排尿困难的原因可能为膀胱收缩乏力，并非前列腺增生所致。所以，分数虽然很重要，

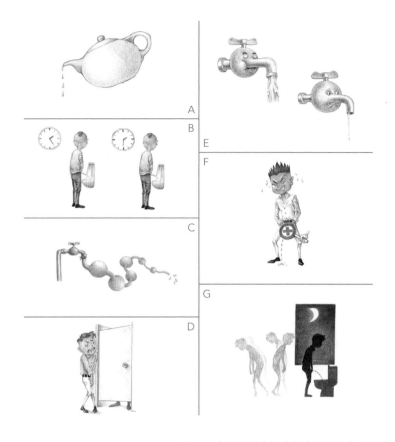

图 77　前列腺增生的症状（尿不尽感、排尿
　　　间隔不到两小时、间断性排尿、排尿
　　　不能等待、尿线细、排尿需要用力、
　　　夜尿频）

但不能唯分数论，患者对问卷的理解能力不一，评分自然就有偏差。最好在医生的帮助下完成问卷，获得最接近真实情况的结果，医生在选择治疗时还会考虑客观检查以及患者的年龄、本人意愿等主观因素。虽是"纸上谈分"，但绝不是"纸上谈兵"。

增生与"疝气" 这对难兄难弟

此所谓福不重至，祸必重来也。

——西汉·刘向《说苑》卷十三《权谋》

人体有很多"奇怪"的现象：

器官没在该出现的地方出现，称为"隐"。例如"隐睾"，指睾丸因为下降不全，没有在阴囊中出现。器官通过薄弱的组织或孔道突出，称为"疝"。例如"腹股沟疝"，是指腹腔内容物通过薄弱的腹股沟处腹壁突出来。疝，即老百姓俗称的疝气。男女老幼均有患疝的可能。疝归属普通外科治疗，患有疝的老年男性患者前去就诊时，有经验的普外医生在仔细检查后还会让患者就诊泌尿外科，看看前列腺有否增生。广大老年男性患者因此比较疑惑：自己明明得的是疝，为何医生还要让我去泌尿外科看看前列腺增生的问题？其实，前列腺增生与疝具有较大的关联性，正所谓"祸不单行"。

疝是指任何脏器或者组织离开了正常的解剖位置，通过先天或者后天的组织薄弱点或孔道突入另一部位。临床上常见的疝有腹股沟直疝、腹股沟斜疝、股疝、脐疝等。这些腹壁疝是因为腹壁强度降低，在咳嗽、喷嚏、用力排便、排尿等腹腔压力增高诱因作用下容易出现。这时腹腔内的游离器官如小肠、大网膜等就会通过腹壁的薄弱点突出体外（图78）。尤其对于老年人来说更是如此，因为老年人腹壁的强度随着年龄的增长逐渐降低，增大的腹腔压力很容易将肠道等腹腔内容物挤出腹壁肌肉强度相对薄弱的地方。疝一旦形成，随着时间的推移，疝内容物会在持续腹腔压力的作用下不断增多。若疝内容物不能及时还纳回腹腔，就有可能会出现肠缺血，甚至形成嵌顿性疝等极度危险的状况。

对于老年男性来说，假如患了疝，还需检查自己是否患有前列腺增生。前列腺增生患者大多数会出现排尿困难症状，排尿时过度用力，无疑会大大增加腹腔内压力，即增加了发生疝的风险。因此，前列腺增生是疝形成的原因之一。若是同一患者同时确诊前列腺增生和疝，一般应先治疗前列腺增生，再择机治疗疝。否则，即使做完了疝手术，由于前列腺增生的问题还未得到解决，排尿困难依然存在，在高腹腔压力的情况下，疝极有可能复发。也有医生尝试在开放前列腺增生手术的同时行疝手术（魏东等，2004）。

总之，对于相互关联的前列腺增生与疝两种疾病，往往互为因果，"祸不单行"，治疗上也需讲究次序。泌尿外科先行治疗前列腺增生，普通外科再治疗疝，是合理的整体治疗方案（Sentürk，2016）。

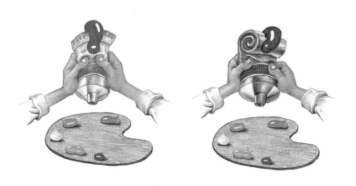

图 78　前列腺增生与疝

增生会变成癌吗

此壁上弩影耳，非有他怪。

——汉·应劭《风俗通义》卷九

"杯弓蛇影"是一种心理上的错觉，比喻因疑神疑鬼而引起恐惧。现实生活中，杯弓蛇影的例子比比皆是。前列腺增生是老年男性常见疾病，60 岁以上老年人群中患病率接近 50%。良性前列腺增生与前列腺癌均好发于老年男性。患者一旦得知自己患了前列腺增生，最关心的问题就是前列腺增生会不会恶化变成癌。

答案很明确：不会！目前所有的国内外研究表明尚未发现确凿的证据证明前列腺增生与前列腺癌之间有直接联系，故而大家不必杯弓蛇影、过分担心。

前列腺增生主要症状有排尿困难、尿频、尿急。虽然目前关于前列腺增生发生的确切病因不清楚，但是良性前列腺增生的发生必须同时具备两个条件：①年龄的增长，即年龄越大，前列腺增生的发病率越高；②有功能的睾丸。由睾丸分泌的睾酮转化成的双氢睾酮是前列腺增生的必备条件。因此，年少时做了阉割的太监的前列腺一辈子都不会增生，甚至还会萎缩（Wu et al, 1987；1991）。

前列腺癌是老年男性常见的恶性肿瘤之一。在西方国家，前列腺癌已成为危害男性健康的肿瘤第一"杀手"。在中国，前列腺癌的发病率也在逐年增高，在北京和上海等发达地区，在男性泌尿生殖系统肿瘤中，它的发病率已居首位，并且有年轻化的趋向，它对健康的危害程度完全是前列腺增生所不可比拟的。遗憾的是，前列腺癌的发病机制至今仍不十分清楚，已明确的前列腺癌危险因素包括年龄、脂肪摄入、种族以及家族遗传等，并不包括前列腺增生。有很多前列腺癌患者并没有前列腺增生，也有很多前列腺增生的老人并不合并前列腺癌。

那么，前列腺增生与前列腺癌有哪些本质区别呢？

好发部位不一样（图79）：前列腺增生的好发部位主要在移行带，在前列腺内相对"靠里"的位置。增生越靠近尿道，对尿道压迫越明显，症状也就越明显。最常见的诸如夜尿增多、尿频、尿急、排尿困难等。如果老年男性出现了以上症状就得警惕是否患了前列腺增生。前列腺增生是一种良性疾病，通过积极的药物或手术治疗完全可以获得很好的效果。前列腺癌的好发部位主要位于外周带，位于前列腺相对周边的位置。一般不会引起排尿困难、尿频、尿急等症状，除非肿瘤非常严重，整个前列腺被肿瘤占据，才会出现排尿困难等症状。

疾病结局不一样：前列腺增生是腺上皮和间质的增生，不会恶

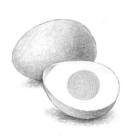 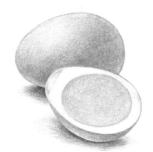 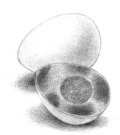

正常前列腺　　　　　前列腺增生　　　　　前列腺癌

图79　前列腺增生和前列腺癌的好发部位不同。蛋黄代表前列腺移行带，位于中间；蛋清代表前列腺外周带，位于周边

变，不会转移。最严重的后果是排不出尿（尿潴留），需要接受导尿甚至手术。前列腺癌是腺上皮的恶性肿瘤，前列腺细胞生长失去抑制，停不下来，抢夺正常细胞的营养，最后全身各处发生转移，耗竭生命。

正是因为两种疾病发病人群主要都是老年人，因此这两种截然不同的疾病可能给老百姓造成不必要的联想和恐慌。成语"杯弓蛇影"中，杯中有酒是客观现实，而杯中有蛇则是不必要的心理错觉，如何不让不符合客观事实的心理错觉影响患者，是临床医生的科普职责所在。

特异性抗原真的特异吗

试令某乙就身刺一两点血，滴骸骨上，
是亲生则血沁入骨内，否则不入。
俗云"滴骨亲"，盖谓此也。
——南宋·宋慈《洗冤集录》

滴血验亲，是古代验证亲属关系的一种方法，分为"滴骨法"和"合血法"。滴骨法即将活人血液滴到死者骨头上，如有渗入，表明有亲缘关系；合血法是将两人的血液混合，合者为亲。需要特别说明的是，以上方法并没有科学依据。现代的亲子鉴定方法是依靠检测脱氧核糖核酸（DNA）的匹配度。不过，对于肿瘤的检测，确实有通过血液检测肿瘤标记物进行筛查的方式。

例如，前列腺癌在美国等西方发达国家发病率非常高，占男性新发肿瘤的 20%，排在肿瘤致死原因的第二位。我国近年来前列腺癌发病率猛增，古时有"滴血验亲"，现在有"滴血验癌"，就有一种肿瘤标志物提示可能患有前列腺癌。很多体检套餐里只需一滴血，就可以知道有无肿瘤，并能判断肿瘤类型，靠的就是血里面一些叫做"肿瘤标志物"的蛋白质。正常人血液中肿瘤标志物含量很低，肿瘤刚刚开始发生，超声、CT 还检测不到时，血液里的肿瘤标志物就会有所升高，早早提示人们"肿瘤来了"。

20 世纪 70 年代，科学家 Hara 等从人类精浆中发现一种蛋白质，将它命名为 γ 精浆蛋白。1979 年，科学家 Wang 等从前列腺上皮细胞中分离和提纯出与此完全相同的物质，并证明只有前列腺才分泌此种蛋白质，因此称它为"前列腺特异性抗原"，英文为 prostate-specific antigen，简称 PSA。

科学家命名前列腺特异性抗原的本意，是强调只有前列腺才能分泌前列腺特异性抗原。不过，科学家后来在女性乳腺、乳汁、羊水、尿道旁腺中也检出前列腺特异性抗原，其他一些组织和器官中也陆续发现了前列腺特异性抗原的踪迹。但这个名字已经称呼这么多年了，而且在其他地方的生理意义不如在前列腺中的意义重大，因此便没再改名。

前列腺特异性抗原有类似"提示"肿瘤的作用（图 80）。

前列腺的腺上皮细胞是 PSA 的生产车间，PSA 生产出来后就近储存在旁边的腺腔和导管中。所以，前列腺里面的 PSA 浓度相当高。前列腺内部及周围有丰富的血管网，有些血管细微到通过显微镜才能看见。这些血管紧挨着前列腺组织，但前列腺组织中的 PSA 轻易不会进入血管中。这是因为在前列腺组织与血管之间有一道屏

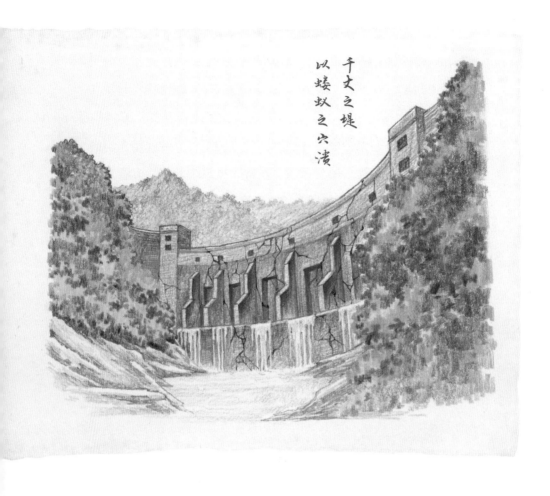

千丈之堤
以蝼蚁之穴溃

图80 前列腺特异抗原就像大坝里蓄的
水，"渗""漏"到周围毛细血管中
引起血液中前列腺特异抗原升高

障，类似"大坝"将水围住的作用，将浓度极高的 PSA 与血液系统隔离。大多数 PSA 蛋白质无法翻过这道"大坝"进入血液，只有极微量的 PSA 能够透过"大坝"到血管中。因此，血液中 PSA 的正常浓度只是前列腺中 PSA 浓度的百万分之一。临床上常说的 PSA 数值，指的是通过抽血化验出的血液中 PSA 浓度，不是指前列腺中的 PSA 浓度。血液中 PSA 的正常值为小于 4 纳克／毫升（ng/ml）。

PSA 是如何提示前列腺癌的呢？

前列腺出现癌细胞时，少量癌细胞就能够破坏屏障，会有较多的 PSA 从"大坝"的破损处漏入血管中，血液中 PSA 就会出现明显升高。再做进一步检查，很可能就会发现肿瘤细胞。需要注意的是，正常的前列腺细胞、增生的前列腺细胞、癌变的前列腺细胞均能分泌 PSA。所以，当没有肿瘤时，PSA 也有可能升高。比如：前列腺发生炎症时，也会破坏屏障，也会有更多的 PSA 渗入血管中；有些医疗操作，例如直肠指诊、膀胱镜检查，也会轻微破坏屏障，引起血液中 PSA 不同程度的升高。PSA 与年龄也有一定相关性（宋刚等，2016）。当然，前列腺癌对屏障产生的破坏是毁灭性的，大量的 PSA 漏入血液系统，血液中 PSA 大幅升高。这就是通过抽血查 PSA 就能对前列腺癌进行早期发现的原理（宋刚等，2006）。发现 PSA 升高，并不等于肿瘤，需要仔细排查才能确诊。最终要靠前列腺穿刺活检才能诊断前列腺癌（图 81）。

前列腺癌引起的 PSA 升高不会恢复正常，而前列腺炎、前列腺直肠指诊、膀胱镜检查、前列腺穿刺活检对 PSA 的影响只是暂时的，PSA 经过一段时间后能够恢复正常。

如何通过 PSA 高低判断前列腺癌的可能？

如果 PSA 小于 4 纳克／毫升（ng/ml），属于正常范围，患前列

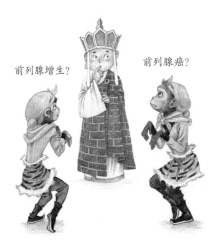

前列腺增生？

前列腺癌？

图81　前列腺增生和前列腺癌都可以引起前列腺特异性抗原升高，是医学版的《真假美猴王》故事

腺癌的机会非常小，为 15%；PSA 大于 10 纳克 / 毫升（ng/ml），患前列腺癌的可能性为 50%；PSA 如果处于 4 ～ 10 纳克 / 毫升（ng/ml），患癌的可能性为 25%。此时还要了解 F/T 值大小。F/T 值是指 PSA 的一种成分——游离 PSA 占总 PSA 的比例。如果 F/T < 0.16，则前列腺癌的可能较大；若 F/T ≥ 0.16，则前列腺癌的可能较小。近几年，还引入了前列腺健康指数（prostate health index，PHI）的概念，当 PSA 处于灰区时（4 ～ 10 纳克 / 毫升）可以辅助预测罹患前列腺癌的风险（宋刚，2019）。

　　现在的很多体检项目中都包括了 PSA 的检查。重视 PSA 的检查，是及时发现前列腺癌的重要手段。

前列腺的"垂帘"触诊

大家有过到医院检查隐私部位的就医经历吗？女性到妇科就诊需要检查外阴、阴道，男性到泌尿外科就诊有可能需要查前列腺。如何检查前列腺？患者需要脱下裤子，跪在诊断床上，双肘部贴床，抬高臀部，医生用带着手套的手指插入患者肛门进行检查。患者除了不舒服，最尴尬的是偶尔还会碰上其他患者闯入，真是羞愧难当！

可是，前列腺这个男性独有的器官，藏在盆腔的底部，从外面既看不见又摸不着。好在直肠紧贴在前列腺后方，可以隔着直肠壁触摸到前列腺的后方轮廓。在体检时，直肠指诊项目一般由普通外科医生完成。有些人因为不好意思或者不舒服，直接放弃了此项检查。其实，直肠指诊除了可以判断直肠有无肿物，还可以了解前列腺的大小、轮廓，有无肿瘤结节等，具有非常重要的意义。

在泌尿专科中，前列腺直肠指诊是这样进行的（图 82）：患者跪在诊断床上，向前趴，双侧肘部（注意不是双手）支撑身体，抬高臀部，医学上称为"膝胸卧位"。医生戴好手套，涂好润滑油，示指

（食指）缓缓进入患者肛门，向下压，就可以隔着直肠前壁触摸到前列腺。虽然不是直接接触，但是可以大致触摸到前列腺轮廓大小、质地、有无结节等。正常前列腺的质地从触感上可以称为质韧，相当于用手指触摸鼻尖的感觉；当手指的感觉像在摸额头时，此种前列腺质地称为质硬，提示很可能有癌的存在。

　　患者在接受直肠指诊时，会有一些胀胀的不适感。不过完全不必紧张，可以采取深呼吸的方式来放松。直肠指诊检查一般在 10 秒钟左右，稍微坚持一下便可以完成。还有一种简便的直肠指诊检查姿势，只需患者站立弯腰接近 90 度，手扶墙或椅，抬高臀部，很快就能做完检查（图 83）。

　　直肠指诊检查是前列腺最初步、最基本的检查。需要注意的是，检查后血液中前列腺特异性抗原（PSA）会轻度升高，大约一周后恢复正常。所以，如果还要抽血查前列腺特异性抗原，请务必注意先后顺序：先抽血，再做直肠指诊检查，以保证血液检查结果的准确性。

　　在没有或无法进行超声、磁共振成像等影像学检查的时候，直

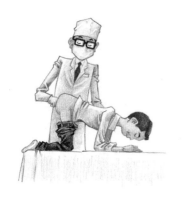

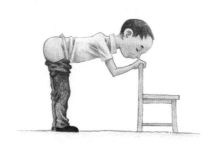

图 82　前列腺直肠指诊的膝胸体位　　　图 83　前列腺直肠指诊的弯腰位

肠指诊非常重要。临床上，许多泌尿外科医生靠着"金手指"发现了前列腺癌。

不过这种检查手段也有很大的局限性。成语"盲人摸象"描述的是对事物的片面了解。其实，前列腺直肠指诊有点像医学版的"盲人摸象"。因为直肠指诊隔着直肠仅仅能触及前列腺后面轮廓，当病灶位于前列腺前部时，直肠指诊就触摸不到；或者病灶位于前列腺内部且不外凸时，直肠指诊同样触摸不到（图84）。这就像盲人摸象，只知局部，不知整体，以片面结果做为诊断依据，犯以偏概全的错误。而且，直肠壁就像垂下的帘子，减弱了医生手指的灵敏度，能被直肠指诊发现的前列腺癌多数是中晚期，很多已没有手术根治的机会。

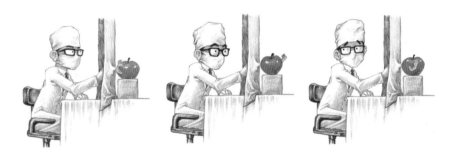

图84 找不同：哪些部位的前列腺病灶容易被前列腺直肠指诊发现

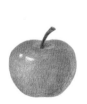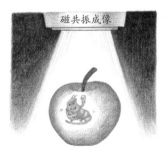

图85 多参数磁共振成像能发现直径数毫米的可疑前列腺癌小病灶

现在，随着医学影像学技术的发展，多参数磁共振成像能发现直径仅几毫米的前列腺癌病灶，做到早诊断、早治疗，北京大学在此方面研究成果丰硕。笔者团队发明一种多参数磁共振成像引导精准前列腺穿刺方法，获得国家发明专利，大幅提高了前列腺癌的检出率（Song et al，2020；Liu et al，2020）（图 85）。不过，直肠指诊并没有被完全淘汰，仍是普遍体检、术前评估的重要手段。

"魑魅魍魉" 癌细胞

螭魅罔两，莫能逢之，
用能协于上下以承天休。

——《左传·宣公三年》

魑（chī）魅（mèi）魍（wǎng）魉（liǎng），具体指魑、魅、魍、魉三只妖怪，用来形容各种各样的妖魔鬼怪。恶性肿瘤是危害人体的"魑魅魍魉"。不过，恶性肿瘤当中，恶性程度并不完全一致：有些恶性程度不高，有些恶性程度中等，也有恶性程度特别高的，分别简称为"好、中、差"。在医学上，用"好、中、差"这种模糊的字眼描述是不够的，需要对恶性肿瘤进行病理分级，即病理评分，分数越低越好，分数越高越差。

前列腺癌细胞有不同的病理分级。目前世界上推行好几种关于前列腺癌的病理分级系统，如 Gleason 分级、Mostofi 分级和 MD

Anderson 分级等。不同的分级系统是由不同的医生或者医疗机构创立的。其中应用最为广泛和有效的是 Gleason 分级系统。

Gleason 分级系统，最早是由一名叫 Donald Gleason 的医生提出，所以以他的名字命名。在 1960—1975 年，他与美国退伍军人泌尿外科研究合作组合作，研究了数千例前列腺癌患者的资料后，共同制订了 Gleason 分级系统。根据显微镜下前列腺癌的不同特征，确定 Gleason 分级。

如何识别前列腺癌这个"悍匪"呢？Gleason 医生通过以下三招就做到了。

"贴标签"：法律上对犯罪嫌疑人量刑有详细规定。经济犯罪量刑有财物损失的标准，刑事犯罪量刑有人身伤害的标准。同样，评价前列腺癌的恶性程度也有病理学的标准。Gleason 医生按照前列腺癌细胞的分化程度分成"好、中、差"：前列腺癌都是坏细胞，所谓的"好"是指"坏蛋"里"小打小闹"的，所谓的"差"是"坏蛋"中的"恶魔"。按照"好、中、差"的顺序，分别给予 1～5 分，1 分恶性程度最低，5 分恶性程度最高（图 86）。这就是给"坏蛋"穿上了囚服，贴上了标签，让医生一眼便知"坏蛋"的恶劣程度。

"找团伙"："坏蛋"一般不独来独往，它们比较喜欢"团伙作案"——例如盗窃团伙、寻衅滋事团伙等，皆是"臭味相投"。前列腺癌组织中有很多癌细胞，恶性程度相同的癌细胞往往聚集在一起，形成"团伙"。马克思主义哲学告诉我们要抓住事物的主要矛盾，俗话说："擒贼先擒王"。因此，Gleason 医生睁大他的"法眼"，在显微镜下将细胞放大好几百倍，准确找到主要的"犯罪团伙"。一个"犯罪团伙"不一定能代表整个前列腺癌组织的情况，所以

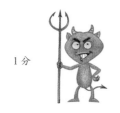
1分

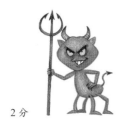
2分

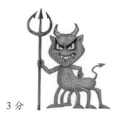
3分

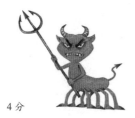
4分

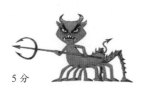
5分

图86 找不同：Gleason 评分不同的前列腺癌细胞差别在哪呢

Gleason 医生找出主要"犯罪团伙"后，便乘胜追击，再找出第二大"犯罪团伙"。按照上述方法给这两个最大的"犯罪团伙"贴上标签，例如给第一大"犯罪团伙"贴上 5 分标签，给第二大"犯罪团伙"贴上 4 分标签，这便能够完成"找团伙"的任务。

"终审裁决"：Gleason 医生将第一大、第二大"犯罪团伙"的标签相加，比如 5 + 4 分，得到最终的 Gleason 总分 9 分，一般写作 Gleason 5 + 4 = 9。这两个最大"犯罪团伙"，基本上代表了整个"犯罪集团"，最终的 Gleason 总分能够比较完整地表现前列腺癌的特征，是权威的"终审裁决"。Gleason 评分系统方便、准确，能给医生和患者较为明确的信息，应用最为广泛。

按照上面的方法，Gleason 评分系统的总分在 2 ~ 10，分化最好的肿瘤，其评分为 1 + 1 = 2 分，分化最差的评分为 5 + 5 = 10 分。不过，由于 1 级和 2 级的前列腺癌较为少见，在病理报告中较为常见的是 3 级或以上，总分为 6 分或以上的前列腺癌。另外，Gleason 分级为 4 的肿瘤，患者的结局要比 Gleason 分级为 3 的要差。所以，Gleason 评分同样为 7 分的肿瘤，4 + 3 分的肿瘤要较 3 + 4 分的预后差（图87）。

Gleason 评分系统通过简单三步就对前列腺癌进行了量化评分。近几年，国际上对前列腺癌的病理分级重新进行了分组：IUSP 1 组（Gleason 6 分或以下），IUSP 2 组（Gleason 3+ 4 = 7 分），IUSP 3 组（Gleason 4+ 3 = 7 分），IUSP 4 组（Gleason 8 分），IUSP 5 组（Gleason 9 分，10 分）（Epstein et al，2016）。IUSP 2 组或以上被认为是临床有意义前列腺癌，即需要治疗的前列腺癌。

需要指出的是，Gleason 量化评分是通过病理科医生的主观经验判断得出，不同医生给出的评分会有所差异。不过，随着现代人工智能的发展，能够用人工智能"深度学习"的优势进行 Gleason 量化评分成为一种趋势。它快速、高效，可重复性好，是今后科研的重点发展方向。

Gleason 3+4=7 分　　　　　Gleason 4+3=7 分

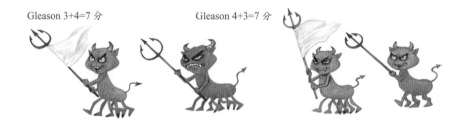

图 87　找不同：你认为 Gleason 3+4=7 的前列腺癌与 Gleason 4+3=7 的前列腺癌哪个恶性程度更高

前列腺"钻探"法

休疑织女投梭去，错认鲛人抱布回。

——清·宋舒光《琴塘八景·石井观瀑》

楚有养由基者，善射者也，去柳叶百步而射之，百发而百中之。

——汉·司马迁《史记·周本纪》

前列腺的大病灶可以通过直肠指诊"垂帘"触诊，小的病灶可以通过多参数磁共振检查出来，但最终确诊还需要做前列腺穿刺（又称为前列腺活检）。像钻探石油的过程一样，用一根极细的穿刺针，穿入前列腺内部，每次取出长约 2 厘米，直径约 0.6 毫米的组织，最后送病理科在显微镜下观察前列腺组织细胞。

前列腺穿刺分为经直肠穿刺、经会阴穿刺（图 88）。经直肠穿刺即穿刺针从肛门进针，穿过直肠到达前列腺获取组织；经会阴穿刺即从阴囊后方会阴部的皮肤进针，到达前列腺获取组织。

前列腺穿刺还分为系统穿刺、靶向穿刺。若在穿刺时将前列腺分成 5 个区域，每个区域取出 2～3 针，总共取出 12～13 针的组织，这种方法称为"系统穿刺"或者"随机活检"，没有明确的目标或者靶点；如果在影像图片上能看见病灶，对准病灶进行穿刺称为"靶向穿刺"，具有明确的目标和靶点（Song et al，2020；Liu et al，2020）。系统穿刺强调穿刺流程，靶向穿刺强调穿刺精准，其原理恰好可以与织女投梭、百步穿杨分别对应。

有些患者，第一次穿刺结果没发现前列腺癌，几个月后接受第二次穿刺才确诊为前列腺癌。这说明第一次穿刺漏诊了前列腺癌。为什么会出现漏诊？这需要提及一个统计学上的名词——抽样调查。比如，要了解全国高中生的课外阅读量，不可能对全国的所有高中生一一进行调查，只能选取有代表性的学校、有代表性的学生进行调查，这就是抽样调查，抽样调查结果准确性和选取的调查对象的数量和质量密切相关。要想得到高中生课外阅读量的准确数据，需要从以下方面着手。

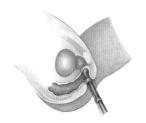
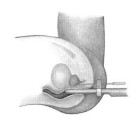

图88 前列腺穿刺分为经直肠和经会阴两个途径

扩大样本量：理论上，抽样调查的数量越多，结果越真实、越准确，应多找些学生了解情况，但扩大样本量随之调查成本也会上升。提高抽样调查对象的代表性：抽样的对象越有代表性，结果就越接近真实值。因此，对各级各类学校的学生都要进行调查。

同样道理，要想提高前列腺穿刺的准确性，也得从这几方面着手。

扩大样本量：前列腺系统穿刺一般为12～13针，相对于几十毫升的前列腺体积，其实只是取出了很少一部分前列腺组织（可能不到百分之一），不可能真正代表整体前列腺的情况。不过，不能无限度提高穿刺针

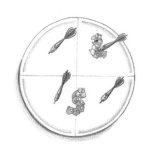

图89 前列腺病灶若是正好在某个分区正中,穿刺针正好击中病灶,穿刺结果为阳性;病灶若是在两个分区交界的地方,则很可能穿刺不到

数,穿刺针数过多并发症也会随之增加。提高分区代表性:系统穿刺对前列腺分了区,看似各个区域都穿刺到了,实则这种分区是人为的,前列腺的病灶不一定按照这种分区分布。病灶若是正好在某个分区正中,很可能被穿刺检查出来;病灶若是在两个分区交界的地方,穿刺针很有可能穿刺不到病灶(图89)。

所以,前列腺的系统穿刺有自身的局限性。

要想进一步提高穿刺准确性,靶向穿刺是一个好的方法。磁共振成像检查能发现病灶,病灶即靶子,但是实际穿刺时不方便用磁共振成像指引,常用的超声又看不见病灶,没法进行靶向穿刺。科学家们开动脑筋,将磁共振成像、超声二者的图像融合起来,发明了磁共振成像-超声融合靶向穿刺。其原理是将磁共振成像上的病灶位置信息定位到超声上,就像让超声长了眼睛,也能看见病灶。对准病灶的位置进行穿刺,比系统穿刺准确率大大提高。笔者团队设计了一种新的磁共振成像-超声融合穿刺技术,获得了国家发明专利,通过计算病灶的立体位置进行靶向穿刺,具有相当高的精度,可以对小如绿豆的病灶进行精准穿刺，大大提高了前列腺穿刺的准确性，能够做到百步穿杨、精准取样，已造福大量患者（宋刚，2019）（图90）。

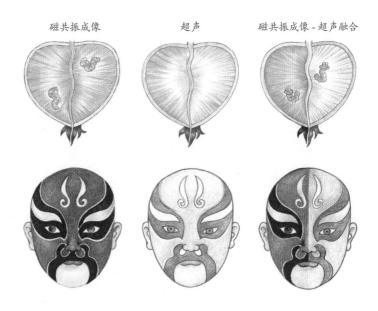

磁共振成像　　　　　超声　　　　磁共振成像 - 超声融合

图90　川剧变脸是将各种不同的脸谱贴在一起，一张一张揭开，呈现不同的面貌。前列腺磁共振成像 - 超声融合就是要将不同的影像"脸谱"重新贴在一起，帮助医生识别病灶

下 篇

妙手回春与医学求真

我们从泌尿系统解剖、病理生理功能角度初探神奇的人体"下水道",了解了泌尿系统的两大类疾病——感染和梗阻的原因。如何治疗感染和梗阻呢?泌尿系统感染防治的关键在于"对症下药",有时还要利用尿液细菌培养检查找出"病根"。泌尿系统结石、良性前列腺增生、前列腺癌、肾盂输尿管连接部梗阻等疾病,均可能是泌尿系统梗阻的病因。为患者解除泌尿系统梗阻是泌尿外科医师的重要任务之一,常用的方法有泌尿系统结石微创手术,前列腺增生电切、激光手术,前列腺癌腹腔镜或者机器人手术等,泌尿外科医师常常自诩为"下水道管道工"。

　　任何疾病的诊断与治疗方案,均是建立在既往经验或者循证医学基础上,对原有知识体系不断完善甚至彻底否定。从来没有一成不变的方法或方案。科学的求真是医学进步的"永动机",求真的过程充满科学的力量和医学的温度。公众除了需要学习具体医学知识,还要了解医学求真的艰辛历程。科学普及既要传播科学知识,更要弘扬科学精神。

　　现代科技发展迅猛,信息化和人工智能化的大方向已经圈定,医学也不例外。让我们展开想象的翅膀,奏响未来人工智能医学幻想曲,提前思考未来人工智能医学面临的伦理难题。未来已来,今将变昔,医学发展的洪流,一直向前,永不停息!

为什么要验尿

流水不腐，户枢不蠹，动也。

——《吕氏春秋·尽数》

泌尿系统的尿液不间断地生成，流过肾盏、肾盂、输尿管，暂时储存在膀胱中，定时排出体外。尿液始终处于流动状态，这样泌尿系统才不易患病，所谓"流水不腐"。尿液中含有代谢产物，通过检查尿液，医生可以获得泌尿系统甚至全身的健康信息，判断疾病的严重程度。患者留取尿液标本的质量好坏，直接关系到检查结果的准确性和可靠性，直接影响医生对疾病的判断。临床上往往会根据不同的检查目的，需要采取不同的留尿方法。

尿常规检查时，通常需要使用清洁容器留取 10～20 毫升新鲜尿液。要求尿液新鲜，是为了避免尿液中某些化学成分或有形成分久置后遭到破坏，例如葡萄糖分解、管型破坏、细胞溶解等，以免影响尿液检查的准确性。如果因为病情诊断需要，任何时间排出的尿液都可以进行尿常规化验。但由于人体每次排出的尿量不同、尿液在膀胱中储存的时间也存在不一致，尿液各种成分的含量也就有所不同。清晨第一次尿液比其他时间的尿液更为浓缩，尿中的有形成分也较多，同时避免了饮食、饮水及运动等因素的干扰，更能充分地反映尿液的真实情况，保证了化学成分测定的准确性。因此，最好采用晨尿作为尿液检查标本（图 91）。

如果没有特殊的检查要求，一般都应留取中段尿，避免受到尿道外口细菌、女性白带等污染物对检查结果的影响（图 92）。留取中

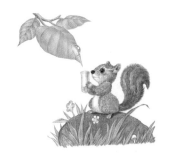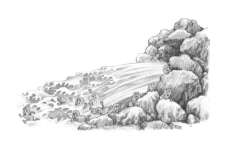

图 91　尿常规最好选择在清晨
　　　　起床后第一次排尿时
　　　　留取尿样

图 92　收集清洁中段尿有利于
　　　　排除杂菌的影响

段尿，即在排尿时先排掉前面一段尿液，留取中间的一段尿液，不收集最后的尿液。留取的尿液标本需要在半小时内送检，否则尿液在外界放置过久，可能滋生细菌和微生物，尿中细胞成分也会遭到破坏或发生皱缩变形，影响化验结果的准确性。当然，在医院现场留取尿样直接送检是最好的做法。

　　一般的尿常规检查用以上方法留尿即可，若是尿中有少量细菌用显微镜是观察不到的，此时就应该进行尿培养。尿培养，全称为尿液细菌培养，就是对尿液中的细菌进行培养。在正常情况下，从肾排泄至膀胱的尿液应该是无菌的，但并非所有怀疑泌尿系统感染的患者均需做尿培养。针对泌尿系统感染，一般按照经验用药治疗即可。只有较为复杂的泌尿系统感染，或者用药效果不好的患者才需要行尿培养检查，为诊断和用药提供更多的依据（图 93）。

　　尿培养的目的就是要"诱敌深入"：先给细菌提供丰富的营养，让其"好吃好喝"，悄悄观察细菌的生长特性，最后用针对性强的药物进行测试，称为"药敏试验"，力争将细菌"一网打尽"。所以，

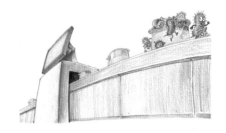

图 93　尿培养是尿液的"安检机"：
　　　　可以发现尿常规检查发现不了
　　　　的细菌等微生物

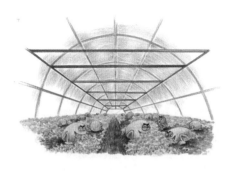

图 94　细菌培养需要专门的孵化器，
　　　　温度在 35 ~ 37℃，连续培养
　　　　48 小时才可以观察结果

尿培养过程尽量模拟细菌在人体中的环境，将细菌接种在"培养基"上，孵化温度一般为 35 ~ 37℃（图 94）。培养基是供给微生物生长繁殖的平台，富有不同营养物质配制而成的营养基质。在细菌眼里，培养基就是"大鱼大肉"。有了培养基，从接种那刻起，细菌启动"吃喝拉撒睡"模式，短短 48 小时即可繁殖为"菌落"。菌落即细菌的"部落"。因为细菌肉眼不可见，只有成千上万微小的细菌聚集在一起，才能被肉眼识别和计数（图 95）。若有菌落生长，需要进行菌落鉴定和药敏试验，寻找有针对性的抗生素。尿细菌培养总共需要耗时 4 ~ 5 天。

　　若进行尿液培养检查，需要在患者服用抗生素等药物之前，或者停用药物一周之后留取尿液标本。必须采集晨尿，因为尿液在膀胱内

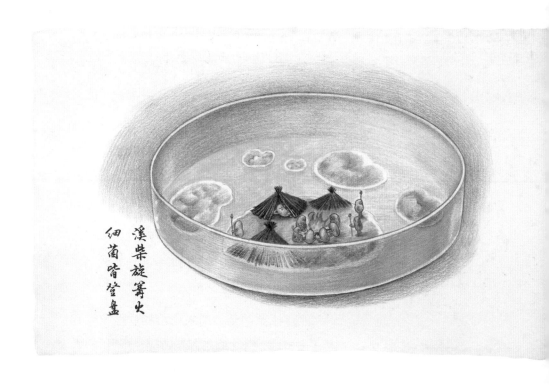

汉柴旋篝火

细菌皆登盘

图95 单个细菌不能被肉眼观察
　　　到。只有通过培养基培养,
　　　细菌迅速生长、繁殖,成千
　　　上万微小细菌在培养皿中
　　　聚集在一起成为"菌落",
　　　才能够被肉眼识别

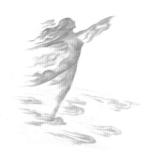

图 96　女性尿常规检查应避开经期！因为经血里的红细胞会进入尿液，造成尿中红细胞升高的假象

停留 6～8 小时以上，细菌才有足够的时间繁殖，才容易被检出。女性患者尿液标本采集的方法通常采用清洁排尿法，即先用肥皂水或温水洗净尿道口，然后再留取中段的尿液（胡芳，2014）。女性患者若是要行尿液检查，一般应避开月经期，以免经血混入尿液，造成了血尿的假象（图 96）。男性患者留取尿液时需要上翻包皮。留完尿后立即送医院检验，最好在半个小时以内送到医院。检验科也应在收到尿液标本后尽快进行接种培养。

　　值得注意的是，如果尿培养过程中没有查到病原菌，并不能排除泌尿系统感染的存在。因为有多种因素可能影响尿培养结果，如尿培养前使用抗生素治疗或大量饮水稀释尿液后，尿液中细菌会受到抑制或稀释，导致培养不出细菌菌落。因此，若准备进行尿细菌培养，最好在患者使用抗生素之前留取尿液标本。

　　人体尿液的分泌、输送、储存、排泄过程依序进行，完成了人体代谢废物的排出，保证了人体的健康，正所谓"流水不腐，户枢不蠹，动也"！按照一定的规范留取尿液，进行不同的尿液检查，为泌尿系统疾病的精准诊断提供合格的样本。

搬出"兵法"治感染

克己复礼，便是捉得病根，对症下药。

——宋·朱熹《朱子语类》卷四十一

尿路感染作为常见的泌尿系统疾病，抗菌治疗自然是重中之重。用何种抗生素？怎么用？用多久？与病原微生物交锋，如同作战，同样需要讲究兵法策略。

有的放矢用抗生素：治疗泌尿系统感染必须用针对病原微生物的抗生素，做到有的放矢、擒贼擒王，才能大获全胜（图97）。在临床实践中，用药依据分为尿细菌培养用药和经验用药。尿细菌培养检查将尿液接种到培养基上，前面说过，培养基是细菌的"营养大餐"，细菌见此会敞开胃口大吃大喝、大肆繁殖，养得"肥头大耳"，最终现出原形、被显微镜甚至肉眼捕获。随后进行药敏试验，就可以检测出哪些抗生素对这些细菌有效。这是尿培养检查采用的"诱敌深入"策略，最为准确、可靠。

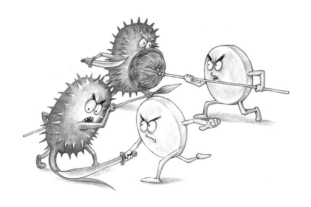

图97 用什么抗生素？依靠尿细菌培养结果用药和经验用药，做到有的放矢、擒贼擒王

然而，由于尿培养花费的时间长达 4～5 天，患者不可能在结果出来后才治疗，所以在尿培养结果出来之前，医生往往采用经验性用药治疗。按照流行病学常见的泌尿系统感染菌群，选用合适的抗生素进行治疗，即经验性用药。比如患者有高热，极有可能是革兰阴性杆菌感染，需要选用相应的抗生素。经验性用药和尿培养用药互相配合才能有效地控制泌尿系统感染。

输液和口服的选择：抗生素使用一般遵循一个原则——能口服尽量口服，能不静脉用药尽量不静脉用药。多数泌尿系统感染口服抗生素即可，少数合并发热的情况，考虑存在肾盂肾炎，会需要静脉用药。

抗生素使用时长：①急性单纯性膀胱炎：治疗建议采用呋喃妥因五日疗法治疗。因为耐药率的增加，原有的复方磺胺甲噁唑三日疗法不如呋喃妥因五日疗法好，前者只在当地尿路病原菌耐药率不超过 20%，并且近 3 个月没有使用此药物的情况下才可以考虑使用。为保险起见，临床上一般推荐 5～7 天疗程。②急性单纯性肾盂肾炎：轻者口服喹诺酮类药物（环丙沙星，左氧氟沙星），重者需要静脉给药。建议使用抗生素治疗 7～14 天。③复杂性尿路感染：治疗方案取决于疾病的严重程度。除了抗菌药物治疗外，还需同时处理泌尿系统解剖功能异常以及治疗合并的其他潜在疾病，若有必要还需营养支持治疗（泌尿外科手术部位感染预防中国专家共识编写组，2019）。如果病情严重，通常需要住院治疗。治疗通常持续 7～14 天甚至更久。

特殊泌尿系通过感染肾结核的治疗：必须遵从早期、联合、足量、足期、规律用药的原则。这是因为结核分枝杆菌的耐药性非常强，所以不同于一般泌尿系统感染的用药原则。

　　总之，抗生素对阵病原微生物，需要"一鼓作气"，服药必须严格遵循医生的医嘱，切忌擅自停药，千万不能"半途而废"（图98）。在治疗期间还需要注意休息，多饮水，勤排尿。如果出现发热症状，可以吃一些易消化、高热量的食物。上尿路结石患者对手术期抗生素应用、孕期尿路感染抗生素应用等有更严格的要求。

　　泌尿系统感染不可怕，大多数可以痊愈。感染的微生物不同，治疗方案不是千篇一律，而应对症下药。只要掌握好抗生素使用的"兵法"，就能安全跨越泌尿系统感染这一关！

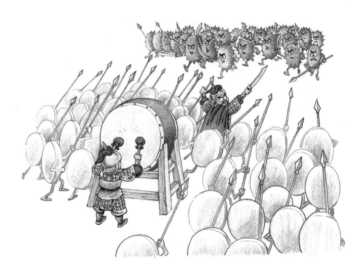

图98　泌尿系统感染的抗炎治疗最重要的原则是一定要保证足够的疗程，否则极容易复发

翻开包皮识真相

而无乃包藏祸心以图之。

——《左传·昭公元年》

包皮是男性包裹阴茎头的薄薄的那层皮肤。现在大量广告肆意宣称包皮环切手术有百利而无一害，包皮真的是都该切掉吗？

在婴幼儿时期，阴茎头非常娇嫩，包皮能够发挥很好的保护作用（图99）。成年以后此这种作用逐渐减弱，但是还有其他作用，例如包皮可以保持龟头表面柔软湿润和敏感，在性生活时发挥缓冲作用，有时还是尿道手术或烫伤补皮时的绝佳材料来源。所以说包皮对于阴茎头而言是有保护作用的，绝对不是像街头小广告或者深夜广播中所宣称的包皮对男性一无是处，甚至还会引起男性性功能障碍如早泄等问题。正常的包皮不会对男性性功能有任何影响。只有包皮发生了炎症，出现了包茎，即包皮包住阴茎头不能上翻，才有可能影响性功能。所以有包皮过长的男性不必过分担忧，盲目地为了增强性功能而去行包皮环切手术，其实是达不到目的的，甚至会适得其反。

包皮过长在青少年男性中非常常见，但如果日常不注意卫生，很有可能发展成包茎，被包住的阴茎头长期受炎症刺激，有可能发生癌变，那便真应了"包藏祸心"这句成语。

包皮在什么情况下需要考虑手术切除？简而言之，就是包皮的存在已经影响到正常的生活，这时候我们就需要考虑切除包皮了。这种情况就是上面提到的包茎（图100），顾名思义就是包皮开口过小，当阴茎完全勃起时包皮仍然包裹全部或部分阴茎头并影响正常的性生活。包茎一般是无法自己通过手翻开包皮的，一则疼痛难忍，二则强行上翻后狭窄环有可能卡住阴茎，造成茎缺血，即阴茎嵌顿。被包住的阴茎头黏膜长期被包皮垢等炎性物质刺激，尤其是感染人乳头瘤病毒后可能发展成阴茎癌。因此，包茎必须接受手术。随着包皮除去环的应用，包皮环切手术变得更为简单。有医学证明，包茎患者需要在 15 岁以前手术，15 岁以后再行手术不能减少阴茎癌的发生风险。

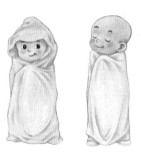

图 99　儿童时期多为包皮过长，随着年龄的增长，到青春期后，包皮逐渐上翻，露出阴茎头

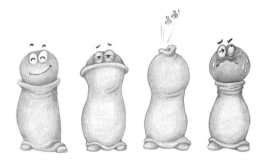

图 100　正常包皮、包皮过长、包茎、包皮嵌顿示意图

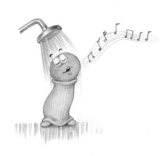

图 101　包皮需要日常清洗，
　　　　　减少患包皮炎、包茎
　　　　　甚至阴茎癌的机会

什么是包皮过长？正常情况下，当阴茎松弛的时候包皮可能会覆盖阴茎头的全部或部分，不同的人覆盖范围会有所不同。只要用手可以将包皮很容易翻上去露出阴茎头。当阴茎完全勃起时，阴茎头可以全部露出。这就是包皮过长，与包茎是两种截然不同的情况。

包皮过长者没有必要做手术，但是必须注意包皮的清洁。包皮的日常定期清洁至关重要，因为包皮分泌物如果长期不清理会堆积形成包皮垢，极易滋生细菌和形成包茎，甚至增加罹患阴茎癌的风险。最好的做法是：排尿时上翻包皮，使尿液不和包皮接触，减少形成包皮垢的风险，排尿完毕将包皮复原，盖住阴茎头。每日洗澡时上翻包皮，用清水冲洗，洗澡后再将包皮复原（图 101）。

只要我们用科学的方法对待包皮，包皮就不容易被疾病骚扰！

男性也可以打宫颈癌疫苗吗

雄兔脚扑朔，雌兔眼迷离。

双兔傍地走，安能辨我是雄雌？

——南北朝·佚名《木兰诗/木兰辞》

    人体微生物感染中以细菌感染最为常见，病毒感染也不少见。有一类病毒不仅感染女性生殖系统，还与宫颈癌密切相关。宫颈癌是 15～44 岁女性第二高发的肿瘤。中国每年新增 13 万宫颈癌病例，每年有 8 万女性死于宫颈癌。而 99.7% 的宫颈癌是由于病毒感染引起，这种病毒称为人乳头瘤病毒（human papilloma virus，HPV）。德国科学家 Haraldzur Hausen 因为此项发现于 2008 年获得诺贝尔生理学或医学奖。性行为是人乳头瘤病毒最主要的传播途径。人类感染这种病毒之后没有任何症状，所以很多人都没有察觉。等到病毒诱发癌症便为时已晚了。

    人乳头瘤病毒有 100 多种亚型，也就是有 100 多种不同的面貌。要想预防所有的人乳头瘤病毒感染，就要开发 100 多种不同的疫苗，这将会是一项偌大的工程。然而，科学家通过深入研究发现，70% 的宫颈癌是由人乳头瘤病毒中编号为 16 和 18 的两个亚型引起。所以，只需开发出预防 HPV-16 和 HPV-18 的二价疫苗（针对几种亚型就是几价）就可以预防 70% 的宫颈癌（图 102）。后来，四价疫苗（针对 HPV-6、HPV-11、HPV-16 和 HPV-18）、九价疫苗（针对 9 种人乳头瘤病毒亚型）也被开发出来，可以预防更多亚型的人乳头瘤病毒感染，当然效果更好。不过，没有一种疫苗能够做到预防所有 HPV 高危亚型（赵洋等，2020）。

美国全国健康与营养调查 2003—2006 年数据表明，14～19 岁的女性有超过 20% 已经感染了人乳头瘤病毒，人乳头瘤病毒感染率在 20～24 岁时达到高峰，接近 50%。所以越年轻，没有开始性生活的女性是接种宫颈癌疫苗的最佳时机。中国将接种二价宫颈癌疫苗的年龄段定为 9～45 岁。越来越多的研究支持放宽接种年龄的限制，所以，接种宫颈癌疫苗要趁早，最好赶在开始性生活之前。

2017 年随着某公司四价宫颈癌疫苗在中国大陆的上市，女性朋友掀起了一阵接种疫苗的热潮。但在打宫颈癌疫苗的队伍中，偶尔也能看到年轻男性的身影。难道男性也需要打宫颈癌疫苗？的确，美国不仅推荐年轻女性接种宫颈癌疫苗，也批准了 9～26 岁男性接种宫颈癌疫苗的适应证。其实，男性也是人乳头瘤病毒感染的受害者。研究发现，高危人乳头瘤病毒感染者中 82% 为男性，人乳头瘤病毒可以引发男性阴茎癌、肛门癌等。虽然阴茎癌、肛门癌与人乳头瘤病毒的关联不如宫颈癌与人乳头瘤病毒的关联那么密切，但男性感染了人乳头瘤病毒后自己没发病，却有可能将病毒传染给女性伴侣。所以，国外也提倡男性接种宫颈癌疫苗。宫颈癌疫苗，实质上就是人乳头瘤病毒疫苗。宫颈癌只是人乳头瘤病毒引发疾病中的重要一种，以它作为代表命名疫苗，实际上男女均可以接种（余永波等，2019）。

由于人乳头瘤病毒的亚型超过 100 种，即使是 9 价疫苗也只能预防 9 种亚型的感染。所以，疫苗并不能"包打天下"。性传播是人乳头瘤病毒传播的主要途径，但不是唯一途径，其他途径还包括共

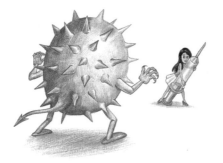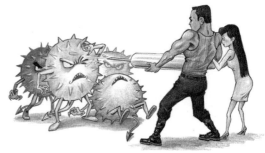

图 102　9 ~ 25 岁的女性是接种宫颈癌疫苗的
　　　　最佳年龄段

图 103　男性接种宫颈癌疫苗（人乳头瘤
　　　　病毒疫苗）不仅可以预防自身感染，
　　　　关键是减少病毒传染给女性的机会

用物品接触等。女性感染人乳头瘤病毒与初次性生活年龄密切相关。初次性生活年龄越小，人乳头瘤病毒感染率越高。预防措施包括不要过早开始性生活、要固定性伴侣，以及使用安全套等。

　　总之，绝大部分宫颈癌是由人乳头瘤病毒感染所致。宫颈癌疫苗名为预防女性宫颈癌，实为预防人乳头瘤病毒感染，因此对女性和男性均有效。宫颈癌疫苗不仅是女性的"护身符"，也是男性的"保护神"（图 103）。

千年豆腐"背黑锅"

虫来啮桃根，李树代桃僵。

——《乐府诗集·相和歌辞三·鸡鸣》

　　豆腐是中国的传统美食，相传豆腐是西汉淮南王刘安发明的，至今已经两千多年。欧洲人吃上豆腐则是近三四百年的事情。不过，很多结石患者却不敢吃豆腐等豆制品。为什么？因为结石分析报告上写着"草酸钙结石"。豆腐不是含钙高吗？吃豆腐就是给泌尿系统源源不断提供草酸钙结石形成的原料！当然不能吃或应该少吃豆制品了。过去，医生也常常建议草酸钙结石患者限制钙摄入量。

　　为减少泌尿系统结石形成就必须限制钙的摄入吗？

　　近些年的研究表明，事实恰恰相反：结石患者如果不吃或少吃豆制品，反而有可能会促进结石形成。为什么会出现相反的结果？这是因为，结石的形成并不能简单地用吃得多、排得多、结石形成就多来解释。结石的形成是一个非常复杂的病理生理过程，涉及人体的三个系统——消化系统、循环系统和泌尿系统。以占人体结石60%的草酸钙结石为例。首先，消化系统为第一站，有30%～40%的食入钙以钙离子形式由肠道吸收（小肠吸收大多数钙，结肠吸收很少一部分钙）。6%～14%的食入草酸由肠道吸收（一半由小肠吸收，一半由结肠吸收）。1，25-二羟基维生素 D_3 是肠内钙吸收最有力的促进剂，钙剂往往都和维生素 D_3 混合在一起服用。肠道内的钙可以与磷酸、草酸、枸橼酸、硫酸和脂肪酸形成了可溶性钙复合物，不能被肠道吸收。其中，草酸与钙的络合不可逆，因此，肠道中的草酸钙络合物一旦形成，就不可能重新变回草酸根离子和钙离子，就不会被肠道吸收。其次，血液系统为第二站，草酸根离子和钙离子分别被吸收进入血液后，就随着血液循环流遍全身，到达肾脏，通过肾单位的过滤和重吸收作用，变成尿液中的草酸钙成分，此为第三站——泌尿系统。从肠道吸收的草酸几乎全部都会排泄到尿液中，但只占尿液中草酸的一少部分（20%），尿液中80%

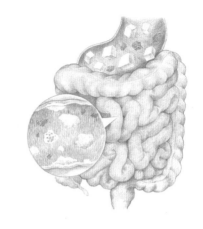

图104　适当摄入钙反而可以降低结石发生

的草酸由人体肝脏产生，称为内源性草酸（其中一半来源于维生素C转化）。草酸几乎没有重吸收，钙的重吸收受甲状旁腺激素的调节。

　　因此，要减少泌尿系统草酸钙结石的形成，减少尿液中草酸根离子浓度和钙离子浓度同等重要。若严格限制钙的摄入，血液中、尿液中钙离子浓度有可能会降低，但因为缺乏钙离子对草酸根离子的络合作用，肠道中草酸盐吸收可能会增加，从而引起尿液中草酸钙饱和度升高，反而会增加了草酸钙结石形成的风险。这就是结石患者不要严格限钙饮食的原因。适度的钙饮食对于减少结石形成是有利的（图104）(Alan W. Partin et al, 2020)。

　　对于钙剂而言，有一个很有趣的试验。一组健康人随食物服用钙剂，另外一组健康人在睡前服用钙剂，两组健康人尿液中钙离子升高幅度相同，但前者尿液中草酸盐浓度明显降低，尿液中草酸钙饱和度没有增加。说明餐中补充的钙剂结合了一部分草酸，降低了草酸的摄入，从而减少了草酸钙结石形成的风险。还有一种特殊的钙剂叫枸橼酸钙。虽然服用以后提高了尿液中钙的分泌，但尿液中同时增加的枸橼酸盐抵消了高钙尿促结石形成作用。因此，服用枸橼酸钙既能补钙，又不增加结石形成的风险。

以上并非草酸钙结石形成的全部方面，更为复杂的病理、生理变化也可能参与其中。不过，最新的医学研究表明，仅靠简单的不吃豆腐并不能有效预防草酸钙结石，有时甚至还是错误的。

深受中国人民喜爱的豆腐是一种营养丰富、味美可口的食物，千万不能让豆腐继续"背黑锅"了！

"搞笑诺贝尔奖"的过山车排石法

方是颠扑不破，绝渗漏，无病败耳。

——南宋·朱熹《朱子全书》

根据中国泌尿系统结石联盟 2017 年发表的一项流行病学调查显示，我国成人泌尿系统结石的总体患病率为 6.4%（Zeng et al，2017）。这意味着每 16 个人中就有 1 个人是泌尿系统结石患者，而且南方较北方更为常见（南方气温更高，人体丧失的水分更多，排出的尿液更少）。有些患者是因为出现肾绞痛症状而发现泌尿系统结石，有些则是由年度体检超声检查发现的。

治疗泌尿系统结石的方法众多，有药物排石、体外冲击波碎石术、输尿管镜碎石术、经皮肾镜碎石术等。同时，各种民间排石"大法"

也被传得神乎其神，比如长时间保持倒立姿势能够"倒"出结石，或者跳绳运动能把结石"蹦"下来，甚至有人去游乐场里坐过山车想将结石"颠"出来。千奇百怪，不一而足，这些排石"大法"真的有效吗？

泌尿系统结石能不能自行排出，关键取决于三个因素：结石的大小、结石所处的位置和泌尿系统的通畅程度（图105）。

对于输尿管结石，医生经过多年的临床观察发现，如果结石直径在 0.6 厘米以下，结石的表面较为光滑，患者的症状不明显，患病时间不超过两周，无感染和肾功能损害，而且结石以下的输尿管无病理性狭窄，通过多喝水和药物治疗，随着输尿管的节律收缩和松弛，80% 左右的结石是有可能自行排出的。如果配合跳绳等跳跃运动，还有可能促进结石下移，加快排石。不过，欲速则不达。万一结石没有排出，反而在输尿管里越卡越紧会更麻烦，因此此项运动需要在医生的指导下进行科学合理安排。

对于肾结石，情况就稍微复杂一些。肾结石按照部位可以分为肾上盏、肾中盏和肾下盏结石。如果把肾盏比作一个茶壶的话，肾盏的开口就是壶嘴，肾上盏是倒立的茶壶，壶嘴向下，肾中盏的壶

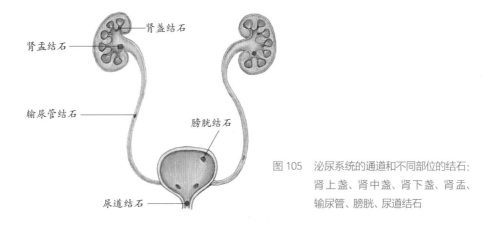

图105　泌尿系统的通道和不同部位的结石：
肾上盏、肾中盏、肾下盏、肾盂、
输尿管、膀胱、尿道结石

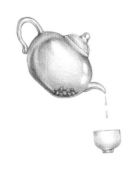

图106 肾下盏结石是最不容易排出的结石，就像茶壶底部的沉渣，轻易倒不出来

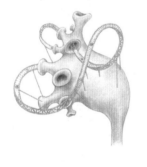

图107 过山车排石"大法"利用颠簸过程产生的垂直力和水平力排石

嘴平放，肾下盏则是壶嘴向上。由于重力的作用，肾上盏和肾中盏结石有可能顺着壶嘴排出；而肾下盏结石相当于沉在了壶底，要想向上通过壶嘴排出是非常困难的。因此，有人想出了人体倒立的办法排石（图106），其效果未必好。还有一种较为轻松的"膝胸卧位"，即患者跪在床上，胸部贴近床面，臀部高高翘起，这个姿势的关键是要保证肾的下极高于上极，家人们在旁边辅助拍打患者腰背部，帮助将结石"倒"出来。

美国有几位医生甚至还提出用游乐场里的过山车帮助排石，发明了过山车排石的方法，并为此进行了科学研究验证（Mitchell et al，2016）（图107）。这几位医生，制作了包括肾盏、肾盂的肾模型，将不同大小的真实人体结石放入模型做研究，并亲自现身说法，足足坐了60次过山车，最后得出惊人的结果：不考虑结石的大小和位置的话，坐在过山车后排（第13~15排）比坐在前排（第1~7排）有更高的排石率（63.9%比16.7%）；如果坐在后排，不考虑结石大小的话，肾上盏的结石最容易排出（排石率100%），其次是肾中盏结石（排石率55.6%），肾下盏结石最难排出（排石率40%）。该论文发表在2016年的

《美国骨科学会杂志》上，据说还获得了"搞笑诺贝尔奖"！

笔者查阅了以上论文中提到的游乐场官网，这几位美国医生乘坐的过山车名为"巨雷山"过山车，一个火车头带着几个车厢，有点像北京欢乐谷里的"丛林飞车"，即穿越丛林隧道的矿山车，虽不是最刺激的失重型或者速度型过山车，但颠簸程度绝对令人印象深刻，尤其是当坐在火车头里时，只有过硬的身板才扛得住那全程"哐哐哐哐"的颠簸。论文说过山车排石"大法"的秘笈在于坐后排。不过，按笔者在北京欢乐谷的体验，火车头只是车厢的三分之一大小，是最为颠簸的部位。细看论文中座位图，美国的这款过山车火车头不能坐人，与北京欢乐谷的有些差异。欢迎美国的两位医生来中国的游乐场坐火车头再试验一下！

其实，碎石术后用的排石仪就用到了过山车排石"大法"的精髓——"颠"，随着物理振动和体位变化，颠簸过程产生的垂直力和水平力有可能帮助结石排出。不过，过山车排石"大法"只是肾模型研究，并没有得到临床验证。肾内部毕竟不像茶壶或模型那样光滑和宽敞，结石能否真正排出，还和人体泌尿系统的光滑和通畅程度有关。有时结石虽小，但表面粗糙，如果同时合并泌尿系统的水肿或炎症，一样不容易排出体外。

对于直径超过 0.6 厘米的结石，想通过以上方法自行排石会更为困难。这时需要借助体外冲击波碎石，或是利用输尿管镜逆行进入泌尿系统管道，将结石直接击碎成粉末，结石粉末再顺着输尿管、膀胱和尿道排出来。对于直径超过 2 厘米的大结石，最好还是通过另外一种微创手术——经皮肾镜取石术达到取石、排石的目的。

在医学上，没有什么学说是绝对"颠扑不破"的。只有具体问题具体分析，才有可能治愈疾病。泌尿系统结石的排出是一个比较复杂的病理过程。倒立、跳绳这些土办法作用真不大，过山车排石"大法"也不一定真正管用，结石能不能排出来取决于结石的大小、部位，以及泌尿系统的通畅程度。

倘若结石排不出来也不必着急，现代医学种类繁多的微创碎石手术能够彻底将结石去除干净！

"隔山打牛"碎石法

殷天正一惊："难道他武当拳术如此厉害，竟已练成了隔山打牛的神功？"
——金庸《倚天屠龙记》

体外碎石，是老百姓非常熟悉的一种治疗结石的方法，全称为体外冲击波碎石术。它利用冲击波在人体组织与结石的界面上产生应力效应，挤压和拉伸结石，粉碎后的结石就可以随尿液排出体外。

20世纪60年代初，联邦德国多尼尔航空公司的科技人员发现，当飞机高速穿过雨云的时候，飞机某些部位会有一些伤痕，而外壳却保持完好无损。针对这一奇特的现象，多尼尔航空公司顺势成立了自己的冲击波研究室，并于1980年生产了世界上第一台体外碎石机器，很快应用于临床。

冲击波碎石利用的是冲击波能在不同声阻抗的物质交界处产生

应力效应。冲击波产生后，经过水槽或水囊中的水传到人体皮肤、肌肉及内脏组织，由于人体组织的声阻抗与水的近似，所以几乎不产生能量损耗，并不会损伤人体组织。冲击波抵达结石所在处，由于结石的声阻抗完全不同，冲击波产生的压强可以破坏结石；在离开结石时，又由于声阻抗的不同发生反射、产生拉伸力，进一步破坏结石。冲击波的这种作用就像小说中的武林高手"隔山打牛"，内力能透过山石将牛打飞而又不对中间物体产生影响（图108）。其

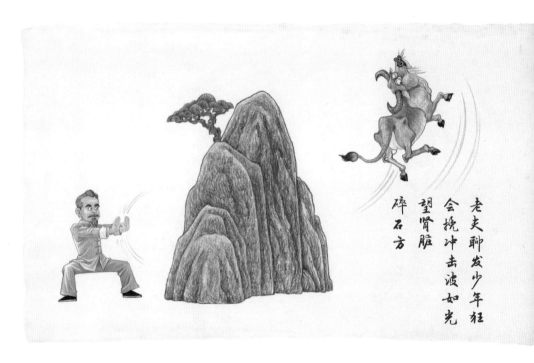

图108　体外冲击波穿过人体组织碎石，而人体"毫发不损"，是因为人体组织和结石的声阻抗不同。冲击波在声阻抗变化的地方产生应力，即在人体和结石的接触面产生作用，在人体组织传播过程中声阻抗不变、不产生损伤

实，拳法的能量非直接接触无法传播，隔山打牛的招式在现实生活中并不真实存在，属于小说家的虚构。体外冲击波能量的传播并不依赖于直接接触，是真正的"隔山打牛"！这项高科技是 20 世纪 80 年代医疗技术的重大突破。它让结石患者免受手术痛苦的梦想得以实现，是泌尿外科微创治疗发展史上的重要里程碑。

在碎石机问世后，很快在世界范围内得到推广，世界上的许多国家也开始生产体外冲击波碎石机。1982 年，由郭应禄牵头，北京大学第一医院与中国科学院声学研究所共同研发我国第一台碎石机，并于 1984 年开始应用于临床（郭应禄等，1986，1987）（图 109）。郭应禄

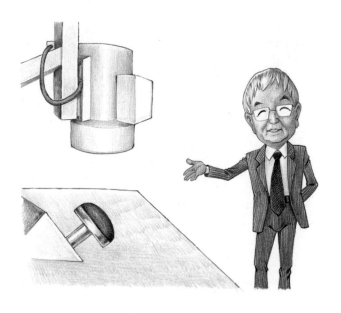

图 109　1982 年，由郭应禄牵头，北京大学第一医院与中国科学院声学研究所共同研发我国的第一台碎石机（最初为水槽式，患者需躺在水槽中，此图为第二代水囊式碎石机）

首创俯卧位体外冲击波碎石治疗输尿管下段结石。在他带领下，北京大学第一医院泌尿外科暨北京大学泌尿外科研究所碎石室经过近四十年的发展，对各种复杂结石具有丰富的治疗经验（郭应禄等，1987；杨丽珠等，2016）。

目前，体外冲击波碎石已经发展得非常成熟，特别是在先进定位仪器的辅助下，能够使能量精准聚焦在结石部位。既保证了患者的碎石效果，又能最大限度地保护人体，具有安全可靠、无痛苦、碎石效果显著和快速等优点。

但是，体外冲击波碎石并非"包治百病"。结石有大有小，哪些情况适合体外冲击波碎石？如果患者的结石太小，使用这项技术，有些大材小用；太大的结石用它去碎，又像小马拉大车，不仅"力不从心"，还会导致结石碎得不彻底，反而堵塞在输尿管内形成"石阶"排不出来，最终加重肾积水。经过多年的临床经验累积，泌尿外科医生发现对于直径不大于 2 厘米的肾盂结石、肾上盏或肾中盏结石，以及不大于 1 厘米的输尿管结石，体外冲击波碎石术是首选的治疗方案（中国医促会泌尿健康促进分会等，2018）（图 110）。

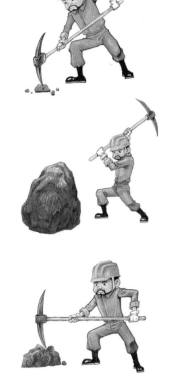

图 110 体外冲击波碎石术必须用得"恰到好处"，适用于直径超过0.5 厘米且不大于 2 厘米的肾结石、不大于 1 厘米的输尿管结石

很多人误把体外"冲击波"碎石称为体外"超声波"碎石，其实前者采用的能量是"冲击波"，不是"超声波"，更不是"激光"。在诊断方面，超声波可用于泌尿系统结石 B 超检查；在治疗方面，超声波、激光也是可用于碎石的能量，但必须与结石直接接触。通常情况下，它们只能用于腔镜手术的直接碎石，不可用于体外碎石。

神奇的输尿管镜手术

如逆水行舟，倍用力则可以寸进。

——南宋·楼钥《攻媿集》卷七十九《赵元卫勉斋说》

人体的输尿管，是一条细长的管道，左右各一，长 25 ~ 35 厘米，比我们中国人用的筷子稍稍长一些。输尿管的直径为 5 ~ 7 毫米，上面起自肾盂的下端，下面终止于膀胱。输尿管并不是一对笔直的管道，具有一定的弯曲度（图 111）。

人体的泌尿系统从上至下依次为肾、输尿管、膀胱、尿道，尿液顺流而下排出体外。输尿管镜手术，则是用输尿管镜逆着尿流的方向从尿道进入，先到膀胱，再到输尿管，最后到达肾脏。在泌尿系统曲径通幽的解剖环境中，要"逆水行舟"成功完成输尿管镜碎石术颇为不易。

输尿管镜分为硬镜和软镜两种，我们来看看如何"软硬兼施"治结石！说它是"镜"，其实它的外观是一支非常纤细的金属细管（周长 6～9 毫米，长约半米），头端装有摄像系统，所以称为"镜"，取"观察镜"之意。在摄像系统监视下，输尿管镜依次通过人体的尿道、膀胱、输尿管开口，在输尿管内经过轻柔、缓慢地爬升，最后到达肾盂、肾盏。无论是输尿管结石还是肾盂、肾盏结石，输尿管镜均能面对面"短兵相接"，用激光或气压弹道能量将结石直接击碎后取出。这种"镜"在人体自然的泌尿系统腔道中游走，需要术者精巧的操作，如逆水行舟，非"倍用力则可以寸进"。手术结束时不留下任何体表切口，是一种精巧和纯粹的泌尿外科微创技术！20 世纪 80 年代，北京大学第一医院泌尿外科暨北京大学泌尿外科研究所较早从国外引入并开展此项新技术（郭应禄，张季伦等，1987）。

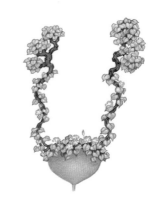

图 111　人体泌尿系统通道（肾盏、肾盂、输尿管、膀胱、尿道）

　　输尿管镜从出现至今经历了一个发展过程。医生最开始使用的是输尿管硬镜（薛兆英等，1987）。顾名思义，这种镜子就是一根金属细管，只能直直地前进，不能顺着输尿管转弯，即使到达肾盂，能观察的角度也极为有限，故只适用于治疗输尿管及部分肾上盏的结石。在此基础上，科学家不断对输尿管镜材质的柔韧性进行改进，发明了输尿管软

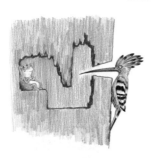

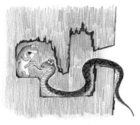

图 112 输尿管硬镜和软镜
　　　 的区别 —— 硬镜
　　　 不可以拐弯，软镜
　　　 可以拐弯

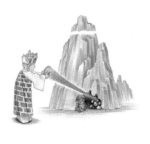

图 113 钬激光碎石：激光
　　　 能量使激光光纤末
　　　 端与结石之间的水
　　　 发生汽化，产生
　　　 微小空泡，将能量
　　　 传至结石，并将
　　　 结石击碎成粉末状

镜（图 112），也称为纤维输尿管镜。纤维输尿管镜很软，外观看起来就像是一根可弯曲的塑料细管，但在这个直径仅有 2 ~ 3 毫米的细管中，密密麻麻地集成了许多精细的通道，例如光学通道用于手术照明，进水通道用于冲水显露视野，器械通道用于手术时的操作。由于其最前端弯曲度最大，可以随着输尿管的弧度到达传统硬镜不易到达的肾中盏、肾下盏，所以它主要用于肾结石的治疗，尤其适用于肾下盏的结石。对于输尿管结石，软镜碎石较硬镜碎石具有更好的可操控性。

　　输尿管软镜作为目前最新的微创碎石器械，自从问世以来，这件微创利器已成功帮助无数患者顺利清除了"顽石"。不过，任何手术都有适应范围，并非所有的尿路结石都能通过这种方法治疗。尿路结石过大，输尿管软镜碎石的时间过长，不利于患者安全；肾积水过重，输尿管软镜不易寻找与固定结石，效率反而不高。所以，用输尿管软镜治疗的肾结石一般限定在直径小于 2 厘米，没有伴发严重肾积水（中华医学会泌尿外科分会，中国泌尿系结石联盟，2016）。

　　输尿管镜是一种检查器械，碎石时必须配合能量器械。可以用于碎石的能量有很多种，例如激光、气压弹道、超声等。目前医院中最常用的是激光能量，它不同于前文所介绍的体外碎石术冲击波能量的"隔山打牛"作用，而是通过纤细的激光光纤顺输尿管镜的工作通道进入泌尿系统。激光能量使激光光纤末端与结石之间的水发生汽化，产生微小空泡，将能量传至结石，并将结石击碎成粉末状（图113）。多余的能量被周围的水迅速吸收，因此对结石旁的正常组织不会产生热损伤，比较安全。钬激光碎石时水光四溅，结石以肉眼可见的速度迅速崩解，简直可以堪比电影大片（图114）。

相较于传统的开放手术，输尿管镜碎石手术具有损伤小、恢复快等优点；对于体外冲击波碎石术不易击碎的结石，输尿管镜碎石术则能彻底清除结石，一般只需住院一天。有的医院开展了日间手术，患者做输尿管镜碎石术，当天住院，当天出院，更为方便。

因此，针对不同大小、不同部位、不同性质的泌尿系统结石，不管是"逆水行舟"还是"软硬兼施"，总能找到一种适合的治疗手段，将结石清除干净。

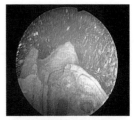

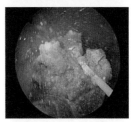

水光四溅（钬激光碎石中）

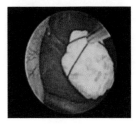

绷扒吊拷
（套石篮套住结石）

图114　镜中天地：膀胱镜钬激光碎石能量爆发、水光四溅，输尿管镜套石篮将结石"绷扒吊拷"、取出体外

孕妇能经受住肾"绞刑"吗

心事浩茫连广宇，于无声处听惊雷。

——鲁迅《无题·万家墨面没蒿莱》

前文所述，人体三大痛是分娩痛、胆绞痛和肾绞痛，都是"10分"或接近"10分"的疼痛。分娩痛是女性生产过程中必然经历的痛苦。有一部分女性，除了在生产时要经历这"10分"分娩痛外，在孕期也会遭遇肾绞痛。有些孕妇因为肾绞痛半夜到医院急诊，有的为此还可能影响到腹中的胎儿。

孕期的女性能经受住肾绞痛的考验吗？

肾绞痛一般由泌尿系统结石引发，出现在怀孕期间的肾绞痛称为"妊娠期肾绞痛"。发病时毫无征兆，犹如无声处一声惊雷，继而产生连锁反应，甚至导致严重后果：正在夜间甜美梦乡中的孕妇，突感一阵疼痛犹如平地一声惊雷般从一侧腰部爆发。痛感闪电般串至大腿根部。感觉就像有无数台挖掘机在肾里面野蛮"挖掘"，人疼得无法直立，黄豆一般大小的汗珠会从额头淌下。孕妇不得已，连夜去医院急诊治疗，被诊断为"妊娠期结石伴肾绞痛"。一针止痛针下去，疼痛才缓缓退去。不过，仅仅数小时安稳过后，肾绞痛还有可能再次袭来。随着疼痛阵阵发作，体温也可能升高，那是机体在做积极的抵抗。

妊娠期肾绞痛时不仅孕妇自身痛苦，剧烈绞痛还可能诱发宫缩，导致流产、早产，危及孕妇和胎儿的安全。如果合并肾盂肾炎等感染，孕妇的早产率更高，故及时有效的镇痛、解痉、抗感染等治疗非常必要。妊娠期结石最佳诊断手段为超声检查，既可以检测到有无结石及其所在位置，还可以无伤害地监测宫内胎儿状态。

近年来，妊娠期肾绞痛发病率有明显的增长趋势。妊娠女性中，有症状泌尿系统结石的患病率为 1/3 000 ~ 1/250，常发生在孕中期或孕晚期，容易误诊为阑尾炎、胎盘破裂等症。妊娠期泌尿系统结石形成的原因，一般认为是由于妊娠期肾脏血流加快，滤出更多的钙、钠和尿酸，孕妇体内的钙、磷代谢发生改变，泌尿系统受增大的子宫压迫以及妊娠期孕激素水平升高和自主神经功能的影响，引起泌尿系统平滑肌张力降低，输尿管扩张而且蠕动明显减弱，促使尿流缓慢，最终导致结石形成。有些孕妇发生肾绞痛后并没有查出结石，其原因可能是结石较小，输尿管剧烈收缩排石，疼痛的瞬间已将结石排出体外。还有一部分肾绞痛的孕妇没有发现结石，则是因为孕期输尿管蠕动变慢或子宫压迫，尿流缓慢、淤滞，从而导致肾积水和肾绞痛。

不管有无结石，对妊娠期肾绞痛首要之职应是解除痉挛、缓解症状，常用的治疗药物就是山莨菪碱。但有些孕妇用完药后觉得口干舌燥。山莨菪碱（俗称 654-2）已在临床应用多年，具有良好的疗效，尚未发现明显危害孕妇和胎儿的不良事件。黄体酮（孕酮）既可松弛痉挛的输尿管平滑肌，又可以舒张子宫平滑肌，兼具解痉和安胎的功能，适于妊娠期肾绞痛的治疗。如果将黄体酮与山莨菪碱合用，可明显减少山莨菪碱的用量，从而减少山莨菪碱的副作用。

66% ~ 85% 妊娠期肾绞痛孕妇接受上述治疗后，结石有可能自行排出。如果药物无效，肾绞痛加剧就会危及胎儿安全。梗阻容易继发感染，而感染又会加重梗阻，形成恶性循环，严重时可发生脓毒血症，直接危及孕妇和胎儿的安全。此时，在输尿管内放置一根小小的支架管，就能起到支撑作用，对逆转病情可起到关键作用（宋刚等，2011）。

妊娠期肾绞痛像平地一声惊雷，严重打破了孕期生活的平静，甚至可能造成严重后果。不过，只要及时就诊，经过超声检查，对孕妇进行有针对性的解痉、镇痛、抗感染等治疗，必要时放置输尿管支架，甚至有证据表明孕晚期接受输尿管镜钬激光碎石术是安全的（Semins et al，2009），多数孕妇能够安全脱险，平安度过孕期（图115）。

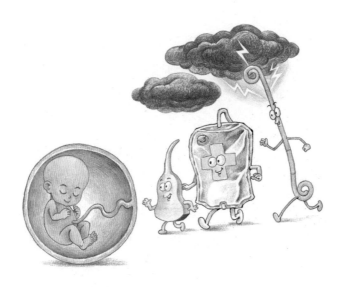

图115　妊娠肾绞痛的最佳诊断手段为超声检查，药物可以缓解痉挛、抗感染，输尿管支架管的支撑作用使疼痛不再发，像"避雷针"一样引开了肾绞痛的"惊雷"

"三阳开泰"治增生

三阳交泰，日新惟良。

——《宋史》卷一三二《乐志》

讲完泌尿系统感染、结石治疗的方法，就该转到男性特有的梗阻——前列腺增生的治疗方法了。对待疾病，西医讲究先确诊，对疾病分出轻重缓急，再给予相应的治疗方案。对前列腺增生也不例外：轻度和部分中度症状的前列腺增生患者，可不必治疗，可以采取定期检查的观察手段；而对于中、重度症状患者，应用最多的就是药物治疗了。药物治疗的安全性高于手术，而且治疗效果也相当不错；但是，有的中、重度前列腺增生的患者，便免不了前列腺上要挨一刀。

治疗良性前列腺增生有三种重要药物——豁然开朗"扩张剂"、大事化小"缩小剂"、粉饰太平"稳定剂"。

豁然开朗——"扩张剂"

豁然开朗，指由狭窄幽暗突然变得开阔明亮。前列腺管理着排尿的通道，若是增生显著，必向内挤压，"初极狭"，不通尿，用上治疗前列腺增生的"扩张剂"后便"豁然开朗""飞流直下三千尺"。"扩张剂"是以多沙唑嗪、阿呋唑嗪、特拉唑嗪、坦索罗辛、萘哌地尔、赛洛多辛等为代表的 α 肾上腺素受体阻滞药（图 116）。这类药物通过阻滞分布在前列腺和膀胱颈部平滑肌表面的肾上腺素能受体，能有效地松弛其平滑肌，从而扩张了前列腺的排尿通道、降低了尿道阻力，减轻排尿困难等症状，改善 IPSS 评分。

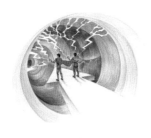

图116 α肾上腺素受体阻滞剂是"扩张剂",扩开排尿通路、降低尿道内压力,为膀胱内的尿液开辟出一条通畅的道路

α肾上腺素受体阻滞药被认为是治疗下尿路症状的一线药物,起效快、药效好而且副作用较小。这类药物就像一支冲锋部队,勇往直前,扩出了一条通关大道,帮助尿液轻松成功排出体外。α肾上腺素受体阻滞药可以有效地降低增生的前列腺对尿道的压迫,所以起效快。服用这类药物常见的副作用包括头晕、直立性低血压等,总体来说症状较轻,大多数患者都能耐受。α肾上腺素受体阻滞药并不能阻止前列腺增生,不能缩小前列腺。

大事化小——"缩小剂"

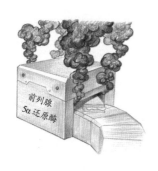

图117 5α还原酶能将睾酮转变成双氢睾酮(前列腺的营养)。5α还原酶抑制剂破坏了5α还原酶这个转换"机器",切断了前列腺的营养,抑制前列腺增生,缩小前列腺

大事化小,指通过妥善处理将大事化成小事,是一种高超的处事方式,在医学上也是一种有效的治疗手段。良性前列腺增生的一个重要表现即为前列腺体积增大,研究表明,前列腺体积大小与症状有一定的相关性,可以用药物使前列腺体积缩小,以达到治疗良性前列腺增生的目的。

"缩小剂"的学名为5α还原酶抑制剂,以非那雄胺、度他雄胺为代表(图117)。人的生长发育需要空气、水和食物,前列腺的生长发育需要一种叫做"双氢睾酮"的营养，这是由睾酮经过 5α 还原酶催化转变而来。而 5α 还原酶抑制剂治疗前列腺增生的原理就是阻断睾酮变成双氢睾酮，切断了前列腺的营养供给，让前列腺上皮细胞发生凋亡，前列腺缩小。

不过，前列腺增大是长期、缓慢的过程，同样让它缩小也非一日之功。5α 还原酶抑制剂相比于 α 肾上腺素受体阻滞剂这些前锋部队而言，显现效果需要更长时间，但是作用持久，能大大减小前列腺的体积，明显改善患者的前列腺增生症状。并且，前列腺体积越大，治疗效果越明显。临床上这类药物一般适用于有中、重度下尿路症状，前列腺体积大于 40 毫升患者的长期治疗。其主要副作用是患者性功能可能会受影响等，故一般不建议 60 岁以下男性患者服用。

粉饰太平——"稳定剂"

粉饰太平，指为了掩盖而涂抹表面。良性前列腺增生的另一表现是膀胱功能不稳定，易引起尿频、尿急等下尿路刺激征，下水道"一片混乱"。膀胱"稳定剂"是以托特罗定、索利那辛为代表的 M 胆碱能受体阻滞剂（图 118），主要职责就是稳定膀胱，真

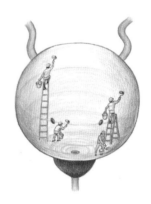

图 118　M 胆碱能受体阻滞剂是"稳定剂"，降低膀胱敏感性，起到稳定膀胱，改善尿频、尿急症状作用

正起到"粉饰太平"的作用。针对有急迫性尿失禁的患者,"稳定剂"可以提高膀胱耐受程度,缓解尿频、尿急等排尿前症状;而并不能显著改善排尿期症状以及排尿后症状。M 胆碱能受体阻滞剂的主要副作用是口干、鼻咽炎和眩晕等。服用期间还需要经常性地评估 IPSS 和残余尿。最新药物米拉贝隆是选择性 β_3 肾上腺素受体激动药,眼干、口干等副作用较小,具有更好的耐受性。

治疗良性前列腺增生可供选择的药物颇多,如何用最少的药取得最好的效果?古人敲鼓讲究"桴鼓相应",谋略上讲究"房谋杜断",战术上讲究"里应外合",说的都是相互配合的重要性。治疗良性前列腺增生,联合用药是一种比较好的选择。医生会根据患者前列腺的大小、症状的轻重等,对治疗前列腺增生的三大药物进行灵活组合,做出对患者最优的选择,真正达到"三阳开泰""否极泰来"的疗效。

"电"能切除增生的前列腺吗

那青釭剑砍铁如泥，锋利无比。

——明·罗贯中《三国演义》第四十一回

有些前列腺增生患者药物治疗效果不佳，就需要手术治疗。提到手术，大家都很害怕。前列腺增生的手术治疗方法纷繁复杂，其中最为经典成熟的是经尿道前列腺电切术（transurethral resection of the prostate，TURP）——被誉为前列腺增生手术的"金标准"。

在科学上，对矿物硬度有一种衡量标准，这就是莫氏硬度。莫氏硬度数值越大，物体就越硬。金刚石的莫氏硬度为 10，铁的莫氏硬度为 4 ~ 5。在冷兵器时代，铁的硬度已经比较出众了。现代医学中，切除增生的前列腺组织，除了切割，还需要止血，因此，不能光靠手术刀的硬度和锋利，还需要借助能量进行切割和止血，即"电切"手术。

经尿道前列腺电切术从诞生至今已有九十多年的历史。此种术式不需要开刀，利用电流经过尿道即可切除增生的前列腺组织。1923 年，Keyes 和 Collings 教授首次用切割电流治疗前列腺增生，不过当时技术还不太成熟，切割力量还不够强。3 年后，Stern 成功设计了现代电切镜，后来经过 McCarthy 改进，最终成为广泛应用的切除器械。Iglesias 于 1975 年设计出可以连续灌洗式电切镜，美国、西班牙等欧美国家先后在临床普遍开展了 TURP 手术。中国于 20 世纪 70 年代开始应用 TURP。目前随着器械设备的完善，此项技术在中国各级医院均已普遍开展，取得满意的疗效。

电，真能削铁如泥般切除增生的前列腺组织吗？

完全可以！首先，需要对患者进行全身麻醉或下半身麻醉以便手术操作。通过尿道将电切镜插入前列腺部位，然后伸出特制的半圆形电切环。术者脚踩电源开关，使电切环通电、产生切割作用，将前列腺一块块切除下来。每次切下的前列腺组织小条会在冲洗液的冲力下进入膀胱，在膀胱内堆积。电切手术结束后将这些小条吸出并送病理检查，最后留置导尿管。前列腺增生患者的症状是因为尿道被挤压，电切手术将中心增生的前列腺组织挖掉后，前列腺就像被挖除了瓢的南瓜，空剩外壳，中间的尿道非常宽敞，就可以达到解除排尿梗阻的目的（图119）。电切所用的电流也非常小，对人体几乎没有不良影响。若是患者戴有心脏起搏器，需要调整起搏器的模式。

TURP手术后患者的排尿通道豁然开朗，排尿困难症状可以明显得到缓解，IPSS评分显著降低，平均残余尿也大幅减少。TURP手术适应证广、损伤小、恢复快、疗效好，但是也像其他外科手术一

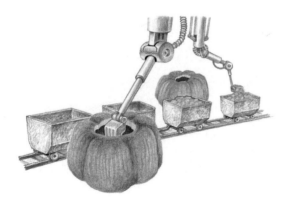

图119 经尿道前列腺电切术就是要将增生的前列腺从中心挖掉，从而使尿道宽敞

样会有少量并发症。最常见的并发症是出血，与前列腺有丰富的血液供应有关。

总之，TURP作为一项有九十多年历史的手术方法，是前列腺增生外科治疗的"金标准"。在激光微创治疗兴起的今天，依然"宝刀未老""削铁如泥"，发挥着非常重要的作用。

增生手术的"七色光"

百花仙子只顾在此著棋，

那知下界帝王忽有御旨命他百花齐放。

——清·李汝珍《镜花缘》第三回

激光是20世纪最重要的发明之一。在医学领域运用广泛，临床上可以应用激光治疗打呼噜、矫正近视，治疗前列腺增生同样也可以采用"五颜六色"的激光手术。治疗前列腺增生的激光技术包括钬激光、绿激光、红激光、铥激光等（刘可等，2019），这些激光技术"百花齐放""争奇斗艳"！

钬激光：1994年商品化的钬激光进入市场，这项新的技术很快被用于前列腺增生手术中。钬激光这把刀像雄狮的牙齿一样非常锋利（图120）、穿透性强，还有组织汽化以及凝固止血等作用，经过国内外泌尿外科医生数十年的不断实践和改进，经尿道钬激光前列腺剜除术在临床上使用得甚至比经尿道前列腺电切术（TURP）还多。相较于经典的电切手术而言，钬激光手术的优势在于患者恢复快、需要住院的天数短、症状缓解明显。有些前列腺体积比较大或者正在接受抗凝治疗的患者，不能接受传统电切手术，钬激光手术的优势就会体现出来。

绿激光：绿激光前列腺汽化术作为近年来新的技术，具有手术中出血少、留置导尿管时间以及住院时间短等优势。绿激光前列腺汽化术采用的绿激光是波长为 532 纳米的绿颜色可见光，特点是组织穿透性低，仅 0.8 毫米，可以被氧和血红蛋白选择性吸收，完全不被水吸收，所以汽化切割性能很稳定，止血效果好，手术视野几乎无血。汽化后残余组织表面会产生 1～2 毫米凝固带，减少了术中出血和术后组织水肿、脱落以及坏死程度，从而缩短住院及留置尿管的时间。不过，由于绿激光的穿透性低，每次汽化的组织量较少，所以相较于无论是经典的经尿道前列腺电切术，还是其他激光治疗手段，手术时间要稍长一些。另外，由于前列腺组织在手术中被汽化，不能留取标本进行病理检查（图 121）。

红激光：又名半导体激光。半导体激光能快速地被水和血红蛋白吸收，也就是同时具备了钬激光和绿激光的特性，所以半导体激光前列腺汽化术用于治疗前列腺增生既能缩短手术时间，又能减少术中出血和术后住院以及留置导尿管的时间。但缺点也是无法留取组织标本进行病理检查。

铥激光：又称 2 微米激光，相比于其他激光疗法，其特点是其激光能量以连续波模式辐射发射，在组织和水中有良好的吸收特性，这就使得用铥激光进行前列腺汽化剜除时既能保证组织切面出血少，术后并发症减少，住院及留置导尿管的时间缩短，还能使切

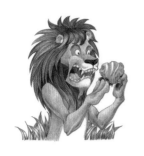

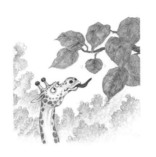

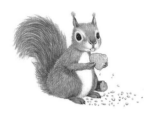

图 120 钬激光切割能力强，穿透性好，就像雄狮的牙齿一样锋利

图 121 绿激光穿透性低，切割能力一般，但出血量少，手术视野几乎无血，手术过程像长颈鹿温柔地吃叶子

图 122 铥激光的特点是连续不断的发出辐射波，频率快，就像松鼠吃松果一样快速，每次虽然不多，但创面相对平整

面光滑，加快术后恢复（图 122）。

　　在临床中，钬激光、绿激光应用较广。钬激光切割迅速，适合体积大的前列腺；绿激光出血少，适合小的前列腺。医生会针对不同患者的不同情况，选用合适的激光治疗，造福人类。

冲开包膜的束缚

富贵福泽，将厚吾之生也；

贫贱忧戚，庸玉汝于成也。

——北宋·张载《西铭》

  治疗前列腺增生新兴的激光手术与经典的电切手术一样，去除的是内部增生的前列腺腺体，并没有松解外部紧紧裹着前列腺的包膜，切除后剩余的前列腺仍被包膜紧紧地裹在里面。那么，可不可以对前列腺进行扩张呢？其实，早在 20 世纪 80 年代，经尿道前列腺扩张治疗就已经在国内外开展。由于理论的局限性，远期治疗效果并不理想。

  医学的点滴进步都是建立在原有基础上的创新。我国基层医生对前列腺扩张技术做了改进——改变了扩张导管数目、形状等，治疗效果有所改善。不过，手术并发症并没有减少，原因在于对治疗原理的研究不够深入，故无法取得实质性推进。当地医生带着问题来到高等院校和研究机构咨询合作。北京大学泌尿外科研究所认真考察了实际手术操作过程，决定共同组成合作团队进行进一步研发。从扩张导管的定型到扩张时间的反复试验，从动物实验到临床研究，稳步推进，终于创立出拥有自主知识产权的全新手术模式——经尿道柱状水囊前列腺扩开术。这种手术方式打破了前列腺增生治疗限于前列腺包膜内进行的传统观念（郭应禄，2015）。

  手术特制的柱状水囊比前列腺内部的尿道要长。柱状水囊上部进入膀胱颈，下方越过尿道的外括约肌。柱状水囊放置到位后，即将水囊充起，最终压力需达到3个大气压。此时前列腺包膜即可从前部完全裂开，前列腺两侧叶腺体也从前方张开。此过程中产生的负压即可将前方的脂肪等组织吸入两侧叶间，阻止拔尿管后腺体回缩、侧叶闭合，达到尿道长期通畅的目的。此过程如同将紧紧包裹"核桃"的外壳砸裂，内部才会得到彻底松解（图123）。同时，为防止过长时间压迫外括约肌，在包膜裂开5分钟内将水囊推入膀胱，避开外括约肌，便可防止术后发生尿失禁。

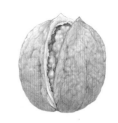

图 123　经尿道柱状水囊前列腺扩开术，利用柱状水囊经尿道扩张，使前列腺包膜完全裂开

这些年的不断实践证明了经尿道柱状水囊前列腺扩开术效果非常好（刁英智等，2014）。此术式安全、有效、简单、经济，手术仅需10分钟左右即可完成，术后患者恢复快；远期效果好，复发率低；前列腺体积无论大小，患者均可做此手术；最重要的是保留了前列腺器官，避免了传统手术高温能量对性神经的影响，性功能不受影响。

现代医学的精密诊断手段如CT、MRI、PET/CT 等，先进治疗方法如腹腔镜手术、机器人手术等，都是在原有医学诊断和治疗手段的基础上不断创新改进而来。反之，原有的诊疗手段也会禁锢医学的创新发展思路。例如，前列腺增生的手术，无论是经典的电切手术，还是新兴的激光手术，都局限在前列腺包膜内进行，前列腺包膜在术后仍然紧紧束缚着剩余的腺体。要创新，就必须像让前列腺挣脱包膜的束缚一样，突破原有思维的束缚，打破思维定式，创立和开展新的术式。"艰难困苦，玉汝于成"。经尿道柱状水囊前列腺扩开术就是要让前列腺彻底挣脱前列腺包膜的束缚，为前列腺增生的治疗开辟新的思路！

大珠小珠落玉盘

大弦嘈嘈如急雨，小弦切切如私语。

嘈嘈切切错杂弹，大珠小珠落玉盘。

——唐·白居易《琵琶行》

前列腺结石，通俗地讲，是长在前列腺里面的结石。400 余年前，当时尚没有现在这么多高清的影像学手段，医学家们通过广泛地解剖尸体，已经发现有些前列腺标本中含有类似石质的成分。

前列腺作为男性生殖系统独特的附属器官，可以分泌一种称作"前列腺液"的液体。前列腺液能够滋养精子，保证精子的正常活力。当然，正是前列腺液和前列腺脱落的上皮细胞构成了结石的主要成分，这些结石称为"前列腺原发性结石"。还有一种情况，结石是在尿液中形成后到达前列腺，称为"前列腺继发性结石"。

在前列腺中形成的结石，数目不定，少则一个，多则数个，甚至数百个。大小有可能小如粟米，直径仅有几毫米，也有可能大如豌豆，直径约 1 厘米，最大者可有达 4 厘米之巨，甚至整个前列腺钙化成结石（Priyadarshi et al, 2016）。结石的形状不一，有圆形或卵圆形，也可呈多面体形，颜色一般为棕色或黑色（图 124）。

前列腺结石的成因说法不一。目前学界普遍认为是由于长期的慢性前列腺炎症，促进了上皮细胞的脱落和前列腺腺管的阻塞。同时腺泡发生扩张，围绕脱落上皮细胞形成卵磷脂层状结构。在此基础上形成淀粉样体。淀粉样体进一步钙化形成前列腺结石（图 125）。感染可促进一些前列腺结石的形成，但一般认为前列腺结石不会引起感染。前列腺结石主要由三羟磷酸钙和碳酸钙构成，有机成分占 20%（蛋白质 8%，胆固醇 3.7% ～ 10.6%，枸橼酸 0.17% ～ 2.9%）。

前列腺结石常见于 50 岁以上的男性。大多数情况下，前列腺结石是没有任何症状的，因此又称"静石"。由于它通常与前列腺增

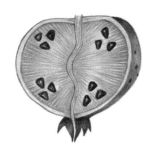

图 124　前列腺结石位于前列腺
　　　　内部，是炎症和梗阻的
　　　　产物，一般不需要外科
　　　　手术治疗

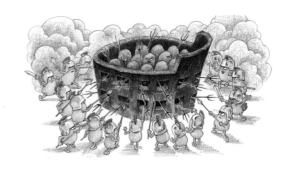

图 125　前列腺结石的内部结构

生、前列腺炎等病症同时存在，故而大多数患者都是在治疗其他疾病的时候通过泌尿系统超声偶然发现的。在超声影像上，前列腺结石的表现是"高回声、伴声影"，报告上的"前列腺结石"和"前列腺钙化"意思基本一致。多数患者无特异性症状，常表现为前列腺增生或慢性前列腺炎等症状，或者出现终末血尿，伴有血精或射精时会阴部不适。

前列腺结石是否需要治疗？对于大多数静止无症状的前列腺结石，大可不必急于接受治疗，只需定期随访复查即可。对于有炎症症状的前列腺结石，可以应用前列腺按摩或者使用抗生素控制症状，定期复查，观察结石的大小变化。对于合并比较严重前列腺增生的患者，则可行经尿道前列腺电切手术，在去除增生前列腺组织的同时，刮除可见的前列腺结石，还可以以此作为前列腺切除深度的标识。很多患者术前仅有前列腺增生症状，并无任何因前列腺结石所导致的不适感。总之，专门为前列腺结石行手术是没有必要的。

笔者曾经在为良性前列腺增生患者施行经尿道前列腺电切手术中，发现许多如"大珠小珠"般的前列腺结石，一刀切出数颗"大珠"，又一刀切出数颗"小珠"，随着冲洗的水流落到收纳的金属箅子上。白居易《琵琶行》中"大珠小珠落玉盘"，将抽象的音乐巧妙地转化为视觉形象，动作生动，如闻其声，身临其境。在经尿道前列腺电切行云流水的手术过程中，仿佛也能听到"大珠小珠落玉盘"的乐章。成功的手术会带给患者排尿畅快的愉悦。

所以，体检超声报告中若有"前列腺结石"或者"前列腺钙化"的结论，患者也不必担心。平时少久坐，少饮酒，少吃辛辣食物，注意多喝水，增加户外运动，是保持前列腺健康的基本原则。

柳叶刀、X射线——华山再论剑

丁为文惠君解牛，手之所触，肩之所倚，足之所履，

膝之所踦，砉然向然，奏刀騞然，莫不中音。

——先秦·庄周《庄子·养生主》

体迅飞凫，飘忽若神，

凌波微步，罗袜生尘。

——魏·曹植《洛神赋》

　　说完了良性病，话题转入肿瘤。有一则笑话：话说有人中箭，找到大夫疗伤，大夫将皮肤之外的箭身剪掉，对患者说："我是外科大夫，外面的已经处理完了，里面的找内科大夫吧！"其实，内、外科的区别是以治疗手段为划分，以药物治疗为主，即是内科；以手术治疗为主，便是外科。不过，随着医学的发展，现在的内外科相互交融，内科医生也做导管手术、介入手术、胸腔穿刺等，外科医生也应用靶向药物等。

　　大家常用"一把刀"形容外科医生技术好。确实，外科手术刀是外科医生治疗疾病的主要武器。狭义的外科手术刀就是指手术刀片，广义的外科手术刀还包括腹腔镜超声刀、单极剪刀、双极电凝刀等。

　　肿瘤的治疗原则之一是用外科手段将肿瘤切除干净。前列腺癌也不例外，根治性前列腺切除术是前列腺癌的根本治疗手段之一。切除肿瘤就要用到"刀"。真正的根治性前列腺切除术过程中充满"刀光剑影"，胜似一场精彩的比武（图126）。

第一回合——拨云见日：外科高手开始手术之前，必不贸然出刀，先找一块磨刀石"开刃"。就地取材，拿手术刀清除前列腺表面的油脂再合适不过了。清除完毕，"拨云见日"，前列腺前方清晰地显现出来。接着高手就由两侧挥师而下，用锋利的刀刃切开前列腺两侧的门户——盆筋膜，显露前列腺的侧身，随后刀身在狭小的盆底左右摆合，腾挪出些许空间。再转向前，将前列腺的两个犄角——耻骨前列腺韧带双双切断，第一回合结束。

第二回合——一招锁喉：高手屏息静气，穿针引线，弯针轻扬，从前列腺尖部右侧飘身而进，左侧探头出针，一个漂亮的"8字"缝合就将前列腺前方的主要血管——"背深静脉复合体"牢牢锁住，再也不怕出血。犹如一把拽住了牛鼻子，再犟的牛也挣脱不了。

第三回合——出手无招：高手执刀轻划膀胱颈与前列腺基底部的"边界"。膀胱颈是己方土地，要完整保留；前列腺基底部是敌人的"行营"，必须彻底端掉。此时有刀似无刀，无招胜有招，切除界限全在一念间。完成分离时，膀胱颈露出"樱桃小嘴"，定格为最美画面，有待后续之吻合。

第四回合——翻江倒海：用刀刃之锐、刀身之钝，钝锐结合，"翻江倒海"，从前列腺后方翻出输精管、精囊，令其悉数露出"庐山真面目"。然后对准后方狄氏筋膜一剑刺去，再用"内力"将前列腺后方撬起。前列腺两侧血管，留给"鳄鱼嘴"样之塑料夹子，夹一口，剪一段，最后只剩前列腺尖部"命悬一线"。

第五回合——暗香疏影：断尖部尿道。前列腺尖部尿道虽小，全靠精细刀功切断，正切、侧切、逆着切，刀刃若有若无地削切过来，刀刀显功力，处处有诀窍。最后前列腺被完全切除，外科高手

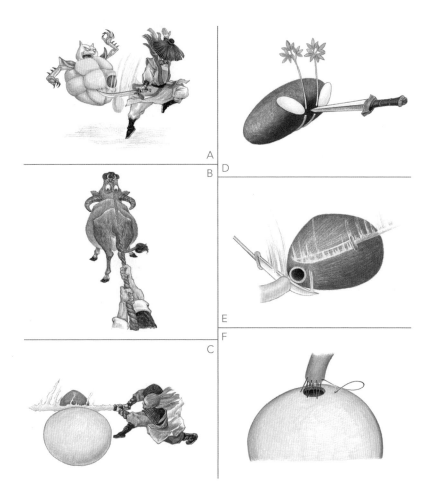

图 126　根治性前列腺切除术

注　A 开始前，要清除前列腺前方的脂肪，显露好前列腺；

B 缝合前列腺前方的大血管——背深静脉复合体，犹如一
把牵住了牛鼻子，再犟的牛也挣脱不了；

C 精准切开前列腺基底部与膀胱颈的交界；

D 钝锐结合分离出输精管和精囊，用刀锐性切开狄氏
筋膜，分开前列腺后方；

E 切断前列腺尖部尿道：尖部尿道虽小，全依仗刀功，
正切、侧切、逆切，刀刀显功力，处处有诀窍；

F 吻合膀胱颈和尿道余部：高手飞针走线，远近回环，
外进内出，内进外出，将这"樱桃小嘴"之膀胱颈与尿道
余部严密锁定。

将游离的前列腺"轻拥怀中"。

决战回合——玉女穿针：吻合尿道和膀胱颈。高手飞针走线，远近回环，外进内出，内进外出，将这只"樱桃小嘴"之膀胱颈与尿道余部严密锁定。下尿管入膀胱，完美收工！

这六个回合，是根治性前列腺切除术的武功要领。根治性前列腺切除术是泌尿外科中难度较大的手术，不光要切除前列腺，还要重建尿路。不过，按照此"剑招"要领，"神在剑先"，定能将肿瘤恶魔彻底根治、尿路完美重建。

不光手术刀这把"有形之刀"能将前列腺癌根治，还有一把"无形之刀"放疗也很神奇，具体分为"外放疗"和"内放疗"。放疗即放射治疗，是利用放射线（包括放射性同位素产生的 α、β、γ 射线和 X 射线）的电离辐射作用杀死肿瘤细胞。放疗的"无形之刀"具体指看不见、摸不着的电离辐射，但能深入体内将肿瘤消于无形。内、外放疗不同之处在于，外放疗的机器在外，通过约 25 次精准辐射杀灭肿瘤；内放疗将辐射源做成像铅笔芯一样的粒子，直接置入前列腺内，让它持续发挥杀灭肿瘤的作用（宋刚等，2007）。内、外放疗对非常早期前列腺癌的治疗效果与外科手术一致，也能达到根治效果。

总之，手术和放疗都是前列腺癌的根治手段，前者有形，后者无形。手术如"庖丁解牛"般得心应手、应用自如，放疗如"凌波微步"般轻而易举化肿瘤于无形。用好这两把有形之刀和无形之刀，达到如庖丁解牛的精细和凌波微步的轻松，定能将前列腺癌彻底根治，造福广大患者。

关门不锁与筋痿不举

搜罗归掌握，轻重付权衡。

——宋·张耒《福昌书事言怀一百韵上运判唐通直》

有位企业高管得了前列腺癌，医生已经通知他手术。到了住院的时候，却迟迟不见他的踪影。医生打电话一问，才知道他还在纠结做不做这个手术。因为他的印象中一直都是"要呵护男性的前列腺""男性要爱护自己的前列腺"等宣传，知道前列腺是男性的特有器官，生怕失去前列腺后便失去了男性的特质。

其实有这种想法的人并不少，极个别人还担心做了前列腺手术变成"太监"。太监是从小被割除了睾丸和部分阴茎的特殊男性，因体内缺少雄激素，所以声音、皮肤都近似于女性。前列腺是男性特有器官不假，不过前列腺主要功能是负责控尿、参与排精、腺体分泌等，与男性的性征没有关系，所以切了前列腺仍然能够保留男性特征。

根治性前列腺切除术是早期局限性前列腺癌首选的治疗方法，现在已经被广泛应用于临床实践中。与所有的手术一样，术后确实会有一些并发症，最常见的是尿失禁和勃起功能障碍，术前确实需要权衡轻重。

关门不锁：尿失禁

远别秦城万里游，乱山高下出商州。关门不锁寒溪水，一夜潺
潺送客愁。

——唐·李涉《再宿武关》

"关门不锁"堪称神来之笔：诗人远离故乡，客居武关，雄伟的
武关城门，能锁住千军万马，却锁不住寒冷的溪水，原来是潺潺溪
溪的溪水将诗人的愁绪带到了远方。

前列腺的功能之一便为"一夫当关，万夫莫开"，起到控制排尿
的作用。根治性前列腺切除术完全切除了前列腺，泌尿系统没有这
个"一夫当关"的前列腺，就有可能"关门不锁寒溪水"，进而导致
"长使英雄泪满襟"的尴尬后果，医学上称为"尿失禁"。

正常的男性控制排尿主要有三个结构：膀胱颈、前列腺和尿道
括约肌。这三个部分的协调工作，使尿道在平时关闭得严严实实、
不会漏尿，在该开放的时候大门洞开、迅速排尿。根治性前列腺切
除术后，位于膀胱和前尿道之间的前列腺被切除了，只剩下了膀胱
颈和尿道括约肌重新吻合在一起。新的结构控制排尿的能力有可能
变弱，甚至有可能会出现尿失禁。

大部分患者在前列腺切除术后出现的尿失禁仅仅是暂时性的，
一般在 3 ~ 6 个月可以恢复正常。只有不到 3% 的患者术后会发生永
久性尿失禁。年龄越大，控尿能力越差，术后尿失禁的发生率越
高。肿瘤侵犯范围越广，发生尿失禁的风险越大。术后积极的盆底
锻炼、收缩肛门（收缩时最好停留 3 ~ 5 秒），对控尿能力会有较大
帮助。笔者团队在根治性前列腺切除术中应用前后重建的技术，能
够帮助患者保留了很好的尿控功能（宋刚，2019）。

筋痿不举：勃起功能障碍

阳者，男子之外肾；痿者，弱也；弱而不用，欲举而不能之谓。

——清·韩善徵《阳痿论》

《黄帝内经》最早将男性勃起功能障碍归属于"筋痿"。"阳痿"一词首见于明代，清末医家韩善徵的《阳痿论》是我国第一本有关勃起功能障碍的专著。现代医学研究表明，勃起功能障碍的原因分为心理性和器质性。常规的根治性前列腺切除术后引发的勃起功能障碍，属于器质性原因。并非因为前列腺与男性性功能有关，而是由于主管男性勃起功能的神经不仅纤细且紧贴前列腺两侧走行，手术中往往难以避免地会将此神经一并切除，因此术后可能出现勃起功能障碍（图127）。若局部进展期前列腺癌侵犯了前列腺周围的性神经，那么术后性功能的恢复自然就会更差一些。目前有一种保留性神经的前列腺癌根治术，外科医生借助腹腔镜的放大作用对相关神经进行保护，取得了较好的效果，不过这种手术需要严格的手术适应证，并非适合于所有患者（宋刚，2019；Song et al，2020）。

总之，前列腺癌根治术虽有一些风险，但它是控制局限性前列腺癌最好的方法之一。对于早期局限性的前列腺癌，还是应以完全切除肿瘤为佳，手术治疗是患者的首选。

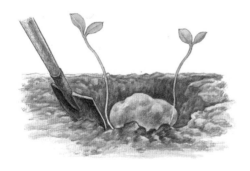

图127　控制勃起的神经紧贴前列腺两侧，非常纤细，肉眼不能分辨

从吴阶平与哈金斯说起

无边落木萧萧下，不尽长江滚滚来。

——唐·杜甫《登高》

肿瘤一般以外科治疗为主，同时内科治疗也占有重要地位。所有在前列腺癌内科治疗之路上奋进前行的医生都要经过一座里程碑。这座里程碑上面刻着"查尔斯·布兰顿·哈金斯"（Charles Brenton Huggins，1901—1997）。经过了这座里程碑，就进入到了前列腺癌内分泌治疗的世界。

让我们先将镜头切换到 1941 年，北平——当时的中国正处在战火纷飞的十四年抗战期间，一名医学生正进入外科临床科室实习；一万公里外的芝加哥——当时的美国正处在大战前夕，一名外科医生和他的同事为文章的发表欣喜若狂。这两个人是谁？他们之间有什么关系呢？中国的这名医学生叫做吴阶平（1917—2011），美国的这名医生就是哈金斯。哈金斯教授在 1941 年的这篇论文中认为，在晚期前列腺癌患者中，降低人体的雄激素水平可以产生显著和积极的疗效反应。1966 年，哈金斯教授因其关于前列腺癌激素治疗的发现获得了诺贝尔生理学或医学奖。1947 年，已经成为外科医生的吴阶平赴美师从哈金斯，1948 年回到北京大学医学院附属医院（现北京大学第一医院），后来成为了中国泌尿外科的奠基人之一。

镜头转回现在，只要是泌尿外科尤其是前列腺癌的学术会议，医生们张口谈"内分泌治疗"，闭口讲"激素治疗"，这两个词有什么关系？其实，这两个名词表达的意思相同。在 20 世纪上半叶，治疗肿瘤只有两种主要方式——手术和放疗，哈金斯教授的有关内分泌治疗的发现如同给了泌尿外科医生一把威力无穷的魔杖（图128），使肿瘤治疗多了一件有力的武器，从局部治疗跨越到了全身治疗的新阶段。哈金斯教授在20世纪30年代用实验模型发现雄激素能促进前列腺的生长，雄激素（主要是双氢睾酮）正是前列腺赖以生存的"面包"。拿走了雄激素，就是拿走了前列腺的"面包"，前列腺细胞就会衰亡。他随后在临床人体研究上证实了这一点。哈金斯教授这篇划时代的论文为前列腺癌的全身治疗指明了方向。

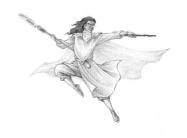

图 128　现代的医生有 3 种治疗前列腺癌的主要手段——手术、放疗、内分泌治疗

那么，前列腺癌的内分泌治疗究竟指什么？因为雄激素是前列腺赖以生存的"面包"，所以任何减少雄激素或者干扰雄激素作用从而治疗前列腺癌的方法均可称之为内分泌治疗（激素治疗）。内分泌治疗分为去势、抗雄、新型内分泌药物。

去势指去除男性的雄激素。去势方法有多种，其中最古老、最简单、最直接的就是切除产生雄激素的主要器官——睾丸，即双侧睾丸切除术，又称手术去势。吴阶平、顾方六调查了 26 名清朝太监老人，这些老人在年少入宫时就被切除了睾丸，体内雄激素水平一辈子维持在极低水平。研究发现这26人中有21人的前列腺已经完全不能触摸到或明显缩小。说明切除睾丸后降低雄激素水平能抑制前列腺的生长（图129）。

随着医学的发展，科学家试图用药物来降低雄激素水平。科学家发明了一种药物，叫做黄体生成素释放激素类似物。这种药物进入人体后，破坏了"下丘脑-垂体-睾丸轴"，最终能使睾丸停产雄激素，于是人体内的雄激素逐渐下降到极低水平。雄激素是前列腺的营养来源，"面包"没了，前列腺只能坐以待毙、活活"饿死"，不过医学上称为"凋亡"，不叫"死亡"。因此，药物治疗最终的结局和切除睾丸是一样的，能使血液中雄激素降到极低的水平，前列腺癌由此受到抑制，所以将用药物降低雄激素的方法称为药物去势。

睾酮是人体内的主要雄激素成分，其在前列腺内5α还原酶的作用下变成活性成分双氢睾酮，要想发挥作用，还有最后一关——必须与前列腺细胞上的雄激素受体结合才能进入前列腺细胞，发挥生物学效应。人通过嘴进食，雄激素受体就相当于前列腺细胞的"嘴"，前列腺细胞必须通过这个"嘴"才能摄取雄激素"面包"。前面说到的无论是手术去势还是药物去势，目的都是减少雄激素的产量。有一种药物，能够封闭前列腺细胞的雄激素受体，相当于捂住了前列腺细胞的"嘴"，使得前列腺细胞无法摄取雄激素营养，雄激素无法发挥作用，由此治疗前列腺癌（图130）。这是内分泌治疗的另一种方法，称为"抗雄"，意即对抗雄激素作用之意。

前面讲过，睾丸是生产雄激素的"主要"器官，但不是唯一器

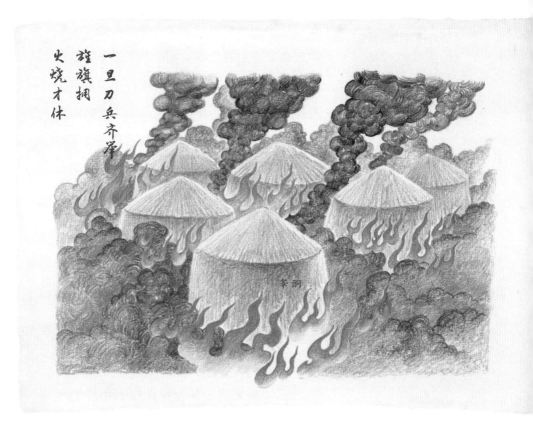

一旦刀兵齐举

旌旗拥

火烧才休

睾酮

图129　"去势"治疗指通过药物或者手术
　　　方法，阻止睾丸产生睾酮。如同
　　　"刀兵齐举"，"火烧了"前列腺癌
　　　的"粮草"来源——睾酮及其代谢
　　　产物双氢睾酮

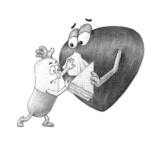

官。95% 的雄激素由睾丸产生，另外 5% 的雄激素由肾上腺产生。无论手术去势还是药物去势，都只是抑制"睾丸"产生雄激素，对肾上腺没有抑制作用。近几年的新药阿比特龙能将睾丸、肾上腺等的雄激素合成生产线全部破坏殆尽。因此，体内的雄激素能被抑制到几乎测不到的水平，前列腺癌能得到进一步控制。

总之，双氢睾酮是前列腺的"面包"。双氢睾酮供应充足，前列腺如树木"枝繁叶茂"；若是阻断了双氢睾酮的供应，前列腺就会"落木萧萧"。"去势"治疗是拿走前列腺的"面包"，"抗雄"治疗是不让前列腺吃"面包"，新型内分泌治疗药物更是将生产"面包"的工厂破坏殆尽。这些方法都会使前列腺发生凋亡，犹如"无边落木萧萧下"，起到治疗前列腺癌的作用。这就是前列腺癌内分泌治疗的基本原理。

发现前列腺癌经典著作里的秘密

黄生允修借书。随园主人授以书，

而告之曰：书非借不能读也。

——清·袁枚《黄生借书说》

成语"奉为圭（guī）臬（niè）"中的"圭"是指测日影的器具，"臬"指射箭的靶子。圭臬用来比喻事物的准则、言行的标准。清钱大昕《六书音韵表序》中说："此书出，将使海内说经之家奉为圭臬，而因文字音声以求训诂，古义之兴有日矣，讵独以存古音而已哉！"

专注泌尿系肿瘤的泌尿外科医生都知道哈金斯教授，他是前列腺癌内分泌治疗的鼻祖。他在 1941 年发表了一篇关于前列腺癌内分泌治疗的文章，阐述了前列腺癌受体内雄激素的影响，包括正反两方面：在晚期前列腺癌患者中，降低人体的雄激素水平可以产生显著和积极的疗效反应，而升高雄激素可以激活前列腺癌。他因此于 1966 年获得诺贝尔生理学或医学奖。现在，前列腺癌的内分泌治疗方法，包括最新的阿比特龙、恩杂鲁胺等药物，全是基于哈金斯教授这篇被大家奉为前列腺癌内分泌治疗"圭臬"的文章。

几乎所有的泌尿外科医生都知道这篇著名的文章。学术讲座中，哈金斯教授和他的这篇文章屡屡被提及。大家都一致认同切断了前列腺的雄激素"面包"可以治疗前列腺癌。但是，患者接受雄激素治疗真会像哈金斯教授说的那样能激活前列腺癌吗？有人对此提出质疑。哈金斯教授在文章中到底怎么说的呢？因为太过久远，从网上文献数据库中无法查找到这篇文章的全文，甚至连文章出处都语焉不详。估计现在世界上看过原文的医生寥寥无几。

古有书生黄生，遇到赏识他的袁枚。袁枚不光"授以书"，还告诉他"书非借不能读也"，鼓励他上进。今有医师宋生（即作者本人），一名泌尿外科医生，喜欢钻研医术，对科学有着执念，几乎每个新的知识都要究其原始出处，用以辨别真伪。上述观点是否正确，在我心底暂存了下来。我遍览群书，甚至远渡重洋到现代医学殿堂——美国哈佛医学院图书馆寻觅答案。

2017 年美国泌尿外科年会在波士顿召开，笔者参会来到了美国波士顿。波士顿是著名的哈佛医学院所在地，在图书馆里或许能有所收获！北京同仁医院王伟教授是我的好朋友，在波士顿期间我们相约一起参观《新英格兰医学杂志》编辑部。《新英格兰医学杂志》编辑部恰好就在哈佛医学院图书馆顶层。我们都是爱书之人，参观完毕后又下到图书馆地下书库逡巡一番。临走时，我突然想起哈金斯教授的文章，向王教授提议找找这篇如《圣经》般经典的文章。果然是志同道合的朋友，王教授热烈响应，于是一起开始寻找。

不过，我只知道这篇文章发表在 1941 年，文章题目、发表杂志、卷期页一概不知，网上查询 Google 竟然也一无所获。王教授灵机一动，翻出一张 2016 年欧洲泌尿外科学会年会的照片，一位美国教授曾提过在哈佛大学医学院图书馆地下书库的《癌症研究》杂志中找到过这篇文章。

哈佛医学图书馆的地下书库就是一片书的海洋，书架紧紧挨在一起，需要靠电机驱动才能移动书架。没有更具体的出处，我们只好汇集零散的线索，试着寻找 1941 年的《癌症研究》。按照编号找杂志还算顺利，《癌症研究》每年的合订本是褐色的，但1946、1945、1944、1943、1942这些年份都有，再往前就没有啦！我们的心凉了半截。再定睛一看，旁边有一个灰色的纸盒上赫然写着《癌症研究》1941，原来是年代久远，图书馆用灰色的纸盒将1941年的《癌症研究》装了起来。打开一看，果然是1941年的《癌症研究》，还是创刊号呢（图131）！

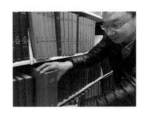

图131 从书山中翻找出一直盼望见到的那本前列腺癌内分泌治疗"圭臬"——《癌症研究》1941年第1卷，心情是何等喜悦

王教授抱着杂志一路小跑到书桌，一页一页仔细寻找起来，终于在第4期第293页找到了原文（Huggins et al, 1941）。因为时间有限，来不及细看，我们压住内心的喜悦，屏住呼吸，拿出手机拍摄。后来，王教授发现图书馆里一台扫描仪，呈"V"形，这样扫描时不会损坏书脊。我们用这台扫描仪将文章扫描，最后通过电子邮件发送到各自的邮箱（图132）！

从哈佛医学院图书馆出来，天色已晚。我们分头回了住处。

等我将邮箱里的扫描件打印出来，将《癌症研究》中的这篇传世经典的文章捧在手心，仔细阅读之，竟然发现了一个不为人知的"秘密"。

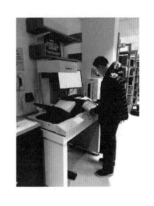

图132 哈佛医学院图书馆的扫描仪呈"V"形，将杂志向上放置即可扫描，既能完整扫描，又避免损伤书脊，最后还可以发送到电子邮箱。图书馆在给读者提供查阅便利的同时，非常注重图书的保护工作

哈金斯教授除了阐述在晚期前列腺癌患者中，降低人体的雄激素水平可以产生显著和积极的疗效反应外，还说到注射雄激素会激活前列腺癌。这一反一正的结论看似很有道理，很多医生也都认为过高的雄激素会诱发前列腺癌。但是细看原文，"注射雄激素会激活前列腺癌"竟然只有一例病例作为例证，哈金斯教授就得出这个结论，按照现在的标准来看其实依据不足。而且，现在有些研究就发现补充雄激素不仅不会导致前列腺癌，甚至可以治疗前列腺癌，对哈金斯教授的结论提出了挑战。

究竟谁是谁非，目前还没有最终的结论。寻找大师的文章，了解历史的真相，结合大师当时的时代条件和认识水平进行分析，或许对今后的研究有所帮助。

安慰也能产生效应

魏武行役失汲道，军皆渴，

乃令曰："前有大梅林，饶子，甘酸可以解渴。"

士卒闻之，口皆出水，乘此得及前源。

——南朝·宋刘义庆《世说新语·假谲》

前文提到很多似是而非的治疗方法，例如泌尿系统保健品，为何还有一定效果，这就需要用"安慰剂效应"解释。"安慰剂效应"是指患者接受无效治疗，却因为"预料"或"相信"获得的是有效治疗，而自觉症状得到缓解的现象。

为了研究"安慰剂效应"如何影响人的主观感受，科学家精心挑选了一种疾病——哮喘进行研究（Wechsler et al, 2011）。这是因为除哮喘患者对症状的主观判断之外，更重要的是可以用第1秒用力呼气量作为评价哮喘治疗效果的客观医学指标。研究入组的46例中重度哮喘患者，随机被分为4组：吸入治疗哮喘的经典药物沙丁胺醇组，吸入安慰剂组，假针灸组，空白对照组。吸入安慰剂组患者实际上吸入的雾化液中不含任何治疗药物成分，但患者却不知情；假针灸组患者接受假的针灸治疗，皮肤会感觉疼痛，但针灸针没有真正刺入穴位，患者对此也毫不知情；空白对照组患者明确知道自己没有接受任何治疗。吸入沙丁胺醇组才是真正的治疗组，吸入安慰剂组和假针灸组实际上都可以归为安慰剂组，空白对照组则是未治疗组。

最终有39名患者完成试验。结果显示：4组患者自我报告症状改善的比例分别为吸入沙丁胺醇组 50%，吸入安慰剂组 45%，假针灸组 46%，空白对照组 21%；而实际上哮喘客观评价指标第 1 秒用力呼气量改善比例分别为 20.1%，7.5%，7.3%，7.1%。只有吸入沙丁胺醇组的第 1 秒用力呼气量有大幅度改善，其他 3 组客观指标改善明显低于吸入沙丁胺醇组，与患者的自我感觉相去甚远。为何其他 3 组客观指标仍有少许改善呢？这是因为人体具有抵抗疾病的能力，机体在不断修复、自愈。以上研究提示安慰剂的心理安慰效果，有时甚至能够与真正的药物相媲美。不过实际客观指标改善有限，患者"感觉"上的所谓"改善"，只是因为对治疗效果的期待而产生的心理"安慰"罢了。

相对于"安慰剂效应"中对治疗的正向期待，对治疗结果的消极预期而导致症状恶化的一种现象就称为"反安慰剂效应"（邓潇斐等，2015）。笔者曾经参与一项治疗良性前列腺增生的新药研究。试验开始时，医生会向患者详细介绍药物的效果和副作用。此种新药能特异性地阻断前列腺中的 α 受体，促使前列腺平滑肌扩张，使患者排尿通畅。但是由于人体心血管系统也含有 α 受体，药物阻断心血管系统中的 α 受体后同样能使血管扩张，部分患者可能会因此产生头晕等低血压的症状。试验分成两组：药物组和安慰剂组。安慰剂药片实际上是淀粉片，不含有任何有效成分，但外观与真正的药物一模一样，患者不知道被随机分配到哪组，甚至主治医师都不清楚。只有工作人员才知道哪盒是真药，哪盒是安慰剂，但工作人员被禁止与医生、患者接触。这种医生、患者都不知道真实分组的试验被称作"双盲"试验。当试验结束后"揭盲"，结果显示药物组治疗前列腺增生的效果明显好于安慰剂组，但安慰剂组头晕的比例明显高于药物组。淀粉片能引起头晕吗？显然不能。但是"反安慰剂效应"使患者产生了头晕的错觉，服用安慰剂患者头晕的比例竟然高于药物组。

望梅能止渴，"望梅"其实是一种假象。为什么假象能产生"止渴"的效果？即典型的"安慰剂效应"。认识到"安慰剂效应"的存在，就能更加客观地看待问题。

微能量大作用

> 其绝人处在乎议论英爽，笔锋精锐，
>
> 举重若轻，读之似不甚用力，
>
> 而力已透十分，此天才也。
>
> ——清·赵翼《瓯北诗话·苏东坡诗》卷五

前述已有很多关于"波"的概念——声波、超声波、冲击波等。声波按照频率划分，有次声（小于 20 赫兹）、可听声（20～20 000 赫兹）、超声（大于 20 000 赫兹）三个区段。按照波形划分，有连续波、猝发声和脉冲波三种，其中脉冲波又分为普通脉冲和冲击脉冲，冲击脉冲就是通称的冲击波。

超声虽然人耳听不见，人手摸不着，看似能量微小，但在医学中作用不小。大家最熟悉的 B 超检查，就是最普遍使用的超声设备；偶尔去口腔诊所洗牙，用的也是超声；就连长时间办公颈部肌肉僵硬，用理疗仪热敷热敷，用的还是超声仪器。医学上众多超声设备按照使用超声频率的不同，从低到高大致为：

牙齿洁治等超声外科 < 超声胎儿监护 < 热敷超声理疗、前列腺癌热消融、体外冲击波碎石 < B 超，超声骨密度仪。

前述具有"隔山打牛"碎石本领的冲击波，其频率为数十万赫兹至数百万赫兹，大大超过 20 000 赫兹，也是属于超声。1980 年，在联邦德国慕尼黑，冲击波样机第一次治疗了一位肾结石患者。40 多年来，高能量密度冲击波主要用于结石的治疗，包括泌尿系统结石、胆结石、胰管结石等，而中低能量密度的冲击波，除用于治疗关节创伤、肌腱钙化、肌腱疼痛外，还被应用于促血管生成、组织再生，治疗勃起功能障碍及阴茎硬结症等多种疾病。近 10 年来国内外学者通过大量试验研究又有了新的重要发现：人体中具有的向各种组织器官分化能力的内源性干细胞，在弱冲击波的作用下向受损部位聚集，从而有利于组织修复。这些发现展现了冲击波这一物理因子的重要潜能和更为广阔的医学应用前景。

中国工程院郭应禄院士的团队在经过十多年研究，在基础研究特别是有关机制研究取得成果后，经多次认真讨论正式提出"无创微能量"概念，指的是超声波、电磁波和激光波等生物力学作用于生物体细胞的能量，可能对生物体靶器官或组织产生修复和再生作用。微能量最核心的作用机制是机械效应、热效应和电磁效应。从机制上讲，无创能量医学除具有增进局部血液循环、刺激末梢神经生长、消炎止痛等作用外，还能激活、转化和调遣体内自体干细胞参与靶器官或组织的修复与再生。

在男科疾病领域，作为微能量医学应用的低强度脉冲式超声波及低强度体外冲击波已成为治疗勃起功能障碍的重要治疗方法，并被写入临床指南。这种治疗方法的具体分子机制及信号通路仍需深入研究，但其在病理、生理学上有望可逆地修复阴茎血流及病理变化。微能量医学在包括男科疾病在内的多个医学领域将成为一种补充或替代传统方法的新型治疗技术（李荣欣，2019）。微能量在治疗慢性盆腔疼痛综合征方面也可以发挥广泛且有效的作用，且创伤小、不良反应少，具有有效性与安全性（卞子辰，2019）。

郭应禄院士认为，无创能量医学是继生命科学第一次细胞学分子生物学革命和第二次基因组学革命后的第三次革命——融合科学中医学领域的中心内容。理论上，退行性疾病或创伤性疾病均有治疗可能。内源性干细胞研究，作为医学领域新的重大进展，为无创能量医学发展带来新契机。虽然相关临床效果及治疗疾病的范畴仍处在研究阶段，但阶段性成果已提供了很好的数据支持。郭应禄院士的团队在动物实验中观察到，在无创能量冲击波或超声波治疗糖尿病、肾衰竭或勃起功能障碍的过程中，都存在显著的病理改善迹象，靶器官或组织都会有较多的干细胞聚集，这就是无创能量医学防治疾病的重要机制。动员内源性干细胞修复靶器官或组织，从而达到修复功能的防治疾病方法是医学领域革命性发展，具有广阔前景，为建设健康社会提供可供选择的方案（郭应禄，2016）。

未来人工智能医学幻想曲

若披云雾而睹青天也。

——《晋书·乐广传》

　　从历史文献中能发现医学的逻辑，指导现阶段的诊断与治疗；对医学未来的畅想，更能激发科学创新精神。这不，2017 年，阿尔法狗（AlfaGo）与人类棋手对弈，连胜人类围棋高手 60 回合。一时间，"人工智能时代来临""人类在制造自己的对手""人类要被机器灭了"等论调甚嚣尘上，简直"乌云压城城欲摧"。

　　其实早在 2015 年，阿尔法狗就赢过人类围棋精英。当时，大家只是把他当做会运算的复杂智能机器，储存的棋谱多了，自然就比人脑算得快、算得准，偶尔赢一下棋也不值得大惊小怪。大家都没把人工智能机器赢棋当回大事。这次，情况发生了根本变化：阿尔法狗使的有些招数，人类根本就没有教过他，是阿尔法狗自己"琢磨"出来的，也就是说，阿尔法狗具有了举一反三的深度学习与分析能力。这是一个划时代的事件。倏忽之间，人工智能的时代就这样悄然来临。甚至有人惊呼人工智能是"狼来了"（图 133）！

　　人工智能是不是"狼"姑且不论。在医学上，人工智能确实处在突破的临界点。大家都有过皮肤瘙痒的经历，找到皮肤科医生一看，就能知道是简单的皮炎、过敏、湿疹，还是其他复杂皮肤疾病。医生的准确诊断来源于不断的学习、长期的临床经验的积累以及仪器设备的辅助。从上医学院开始，到晋升为主治医师，一般都需要 10 来年的培养时间。但人工智能就完全不一样了。科学家可以将大量皮肤病的照片输入阿尔法狗"医生"，就跟"喂"棋谱一样，告诉他如何下棋或者看病。人工智能还会深度学习。深度学习的结果就是，阿尔法狗"医生"除了会辨别见过的常见皮肤病外，还会对表现不典型、模棱两可的皮肤病变进行判断，告诉真正的医生可能的诊断。与人类医生比起来，阿尔法狗"医生"学习起来简直过目不忘，绝对是超级"学霸"，能从浩如烟海的图片和文献中总结规律，根本不需要漫长的培养时间。什么常见病、罕见病、疑难杂症、世界难题，在他的超级"大脑"里，可能都不是问题。

根据预测，未来人工智能最先获得突破的医学学科极有可能是皮肤科学、影像科学和病理学。当怀疑前列腺癌时，磁共振成像检查必不可少。现在很多大医院使用的都是多参数磁共振成像。实质就是磁共振机器在扫描前列腺时，使用了多种技术手段，从不同侧面观察前列腺，最后医生根据多参数检查的结果对前列腺的病灶从 1~5 评分，1 分病灶为癌的可能性为 25%，5 分病灶为癌的可能性为 87%。当磁共振成像用到人工智能时，人工智能机器就会自动对前列腺磁共振成像原始扫描数据进行分析，自动评分，准确性大大

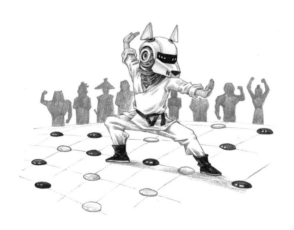

图 133　阿尔法狗大战围棋高手，连胜 60 回合。阿尔法狗是一个计算机程序，具有人工智能，能"吃"棋谱，深度学习

高于人类医生评分，效率也大为提高，就如同给洗出来的照片自动加上解说（图 134）。

当患者接受了前列腺穿刺或者手术后，前列腺组织标本经过脱水、包埋、切片、染片等步骤后，放到显微镜下观察时，人工智能病理机器——阿尔法狗"医生"能自动对每个细胞进行分析，判断它是良性还是恶性，对前列腺癌进行 Gleason 评分，犹如老鹰在空中寻找猎物，一旦发现猎物就猛扑过去，那个稳、狠、准，是当之无愧的世界冠军（图 135）！

未来，人工智能若真是在影像学、病理学上获得突破，其准确性可以与影像科医生、病理科医生的诊断相媲美甚至超过他们。最令人惊讶的是，或许未来有一天，当前列腺癌患者需要手术时，人工智能微创机器人会通过肚脐切口钻入患者体内，按照前列腺边界进行精准切割，最后重建尿路，完成手术后又自动爬出人体。那个时候，患者可能只认阿尔法狗"医生"，外科医生的饭碗能否保住恐怕都是个问题（图 136）！

当然，仅就目前而言，人工智能的发展方兴未艾。在人类没有对这些程序进行大幅修改或更新的情况下，这些程序只能局限于他们所处的领域，并不能马上就开始处理医疗等其他任务，所以他们在医疗上真正发挥主导作用要走的路还很漫长。这中间，不仅有技术的问题，还存在伦理的问题。医学是关于人的生命的科学，最后做决定的始终是人类医生。

2017 年底，阿尔法狗的升级版阿尔法狗·零横空出世，以 100∶0 的骄人战绩验证了"青出于蓝而胜于蓝"。更为关键的是，阿尔法狗·零不需要被"喂棋谱"，不需要人类的围棋经验，完全是自己按

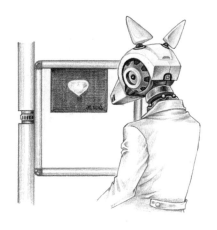

图 134 人工智能可以对影像
数据进行深度学习，
准确对病灶进行评估

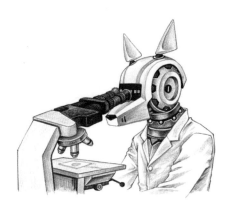

图 135 人工智能可以对显微镜
下的细胞进行深度学
习，判断细胞的性质

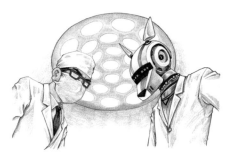

图 136 未来有一天，患者在
手术室醒来时，发现是
阿尔法狗"医生"给做
的手术

照围棋规则自学成才。有人认为，人工智能已经突破了一个"奇点"。"奇点"指在宇宙起源研究中最初的起源，大爆炸一瞬间前的那一点称之为"奇点"。现在被用来借指人工智能全面追赶并且超越人类智能的时刻。现在这个时刻比预料中提前来临，深度学习算法实际上已经迫近或者突破了这个奇点。对于人类影响如何？是善还是恶？现在还不好下结论。不过，有一点可以肯定，人工智能对人类的影响将是巨大的、深远的。

人类创造了人工智能机器，不能把它当作自己的奴隶肆意使用，更不能把它树为自己的敌人，只有把它当做自己的朋友，平等对之，善意待之，才能让人类社会和医学科学的发展跨出正确而坚实的一大步！正如本书所说：前列腺纵有多般变化，也是人体的一部分。所以，请善待它，发挥它"善"的武功，阻止它"恶"的变化，让它回归"摄护"的功能本真。以"善"激发"善"，以"善"阻止"恶"，才是人间正道！

前列腺癌诊断和治疗涉及分子影像、靶向穿刺、病理、新型内分泌药物、保留尿控功能和性功能的手术等多学科范畴。近年来，前列腺癌诊断和治疗向人工智能方向发展，相信经过艰苦努力，最终会迎来"拨云见日"、"守得云开见月明"的光明未来！

专家门诊：

泌尿健康的 25 个常识

1 人体每天需要喝多少水才能预防泌尿系统结石？

泌尿系统结石形成存在"三部曲"——过饱和、结晶、形成核心，每一步都与水息息相关。人体在缺水状态下，尿液发生浓缩，其中的"成石"物质浓度升高，达到过饱和状态，久而久之便会析出而成晶体，最终形成坚硬的结石。因此，多饮水是预防泌尿系统结石重要方法之一。

研究表明，要预防泌尿系统结石，需要保证每天的尿量不低于 2 000 毫升。人体饮用的水、食物中的水、体内代谢生成的水，这些都是人体中水的来源，水液排出体外主要依靠尿液，还可以通过皮肤出汗、肺部呼吸以及粪便等途径。应坚持每日饮水量不少于 3 000 毫升，这样才能真正稀释尿液，降低尿液中无机盐的浓度，有效预防泌尿系统结石。

2 如何安排喝水的时间间隔？

多喝水，不意味着一次喝足。理想的状况下，我们要将需要喝的水均匀分散在全天 24 小时里，少量、多次地饮用，才能保证尿液中的"成石"化学物质在任何时候都保持在一个较低的浓度。但在日常生活中，很难做到也没有必要做到随时随地喝水。这是因为，尿液中形成结石的主要成分——草酸盐的浓度并不是任何时候都高，而是在每天的上午和晚上处于较高水平，此时间段尿路结石形成的风险最高。因此，喝水的最佳时刻应在早上起床后以及晚间。不过，应尽量避免临睡前大量饮水，以免造成夜尿频繁，影响睡眠。另外，在气候炎热的夏季，体力运动和大量出汗后，更应该多喝水，避免尿液过分浓缩，造成尿中晶体的沉淀。

3 喝什么水有助于预防泌尿系统结石？

一般的白开水足矣。近来颇受追捧的纯净水反而因缺少必要的矿物质，并不是健康人群的最佳选择，可以作为泌尿系统结石患者的选择之一。此外，适量地饮用稀释后的天然柠檬水，其中的柠檬酸盐、柠檬酸酯也有助于降低患尿路结石的风险。

4 饮料可以预防泌尿系统结石吗？

咖啡、果汁等饮料往往含有较多的维生素C、草酸盐或钙质等，大量饮用会促进体内结石的形成，不宜多喝。例如，维生素 C 又称为抗坏血酸，是人体必需的营养素，但人体自身不能合成维生素 C，只能通过食物（新鲜水果和蔬菜）摄取或药物（维生素补充剂）进行补充。中国营养学会建议维生素 C 膳食参考摄入量为成年人 100 毫克 / 日。果汁饮料中就富含维生素 C。然而，殊不知部分维生素 C 在代谢过程中会转变成草酸，并被分泌到尿液中，与钙离子结合，容易形成草酸钙结石。有研究表明，从膳食中摄取维生素 C，并不影响男性或女性的肾结石发病率；但总的维生素 C 摄入增加或者服用维生素 C 补充剂，与男性偶发性肾结石高风险显著相关（但与女性无关）。因此，长期、大量饮用富含维生素 C 的饮料，使总的维生素 C 摄入量大幅度增加，有可能会促进泌尿系统结石的形成。因此，饮料虽然好喝，但切不可过量！

5 患有结石了还能多喝水吗？

对于患有肾结石，尤其是输尿管结石的患者，并不是所有人都适合多饮水。当结石的直径超过 1 厘米时，基本上不可能再通过输尿管的蠕动、尿液的冲刷作用自行排出体外。这些大结石在向下移动的过程中，常常会阻塞在尿路最细处，造成肾积水和肾绞痛。此时患者如果饮用了大量的水，原本不通畅的泌尿系统会面临更大的尿液排出压力，甚至会引发严重的肾积水。因此，当肾结石、输尿管结石超过一定的大小时，大量"喝水排石"并不适宜，患者应遵循医生的嘱咐。

6 什么是硬水？

水的硬度，指的是水里所含的钙离子和镁离子的浓度。事实上，目前全球范围内没有统一的软硬水划分标准。通俗来讲，硬水是指含有较多可溶性钙、镁化合物的水。水中含钙、镁等物质成分越多，水的硬度越大。从天而降的雨水、雪水中不含矿物质，是"软水"。在地表流动的河水、湖水以及在地下流动的井水、泉水等都是"硬水"。一般而言，地下水中的矿物质含量通常比地表水高。

水的硬度是指水中钙镁的重碳酸盐、氯化物、硝酸盐等的总含量。世界卫生组织（WHO）规定 0～60 毫克/升为软水，60～120 毫克/升为中等硬水，120～180 毫克/升为硬水，总硬度 ≥ 180 毫克/升为高硬度水。我国《生活饮用水卫生标准》规定总硬度限值为 450 毫克/升（赵莉等，2019）。

7 饮用硬水会导致泌尿系统结石吗？

目前来说，水的硬度与泌尿系统结石的关系尚不明确（王姣等，2013）。

75% 以上的泌尿系统结石是草酸钙结石，其成因相当复杂，既有摄入过多钙、草酸的原因，更有机体自身的因素。日常生活中所使用的自来水虽然属于硬水范畴，但事实上，适度的硬水能补充矿物质，并不会增加形成结石的风险。硬水中钙、镁离子有些是以碳酸氢钙或碳酸氢镁的形式存在。国人喝水一般习惯将水煮沸后饮用。碳酸氢盐变成碳酸盐，不溶性的碳酸盐就沉淀下来。所以，生活中习以为常的自来水烧开的过程，就是一个让硬水软化的过程。烧开的过程中，矿物质沉淀成水垢，降低了水的硬度，饮用更为适宜。人们喝白开水的时候，有时一不小心将水垢喝下，也不会形成结石。这是因为水垢中的钙是固体钙，大部分不会被人体吸收，它会随着粪便排出体外。而且人体对水的硬度有一定的适应性。人体忽然改饮不同硬度的水（特别是高硬度的水），可引起胃肠功能的暂时性紊乱，但一般在短期内就能适应。除了煮沸喝水之外，煮饭、煲汤最好使用软化过的水。日常饮用的水质经过检验，完全没有问题。饮用水经过煮沸，已经降低了水的硬度。

8 预防结石还要减少钙和草酸摄入吗？

美国国家糖尿病消化及肾病总署官方网站对于钙与肾结石的关系提出以下建议：钙表面上能够引发泌尿系统含钙结石，实际上，合适量的钙摄入能够与消化系统中成石物质结合，减少结石形成。为达到既预防草酸钙肾结石，又维持骨密度的目的，摄入钙时应减少草酸摄入（美国国家糖尿病消化及肾病总署，2020）。菠菜、苋菜、土豆、豆类、葡萄、橘子等果蔬是草酸含量较高的食物。过量的草酸摄入和过量的钙摄入一样会引起结石。必须二者兼顾才能减少结石形成。

蛋白质和钙摄入过量,是尿路结石形成的重要因素。大量蛋白质摄入可以增加尿钙、草酸盐、尿酸的分泌,增加结石形成的风险。而我们日常生活中摄入的越来越多的牛奶恰恰就富含蛋白质和钙。

牛奶中的钙离子主要由人体小肠吸收进入血液系统,成为血液中的钙离子,随血流循环到全身。最后,部分钙离子被肾过滤到尿液中,成为尿中的钙离子。如果尿中的钙离子浓度超过一定的限值,容易与草酸根离子结合,析出形成草酸钙结晶,经过一系列复杂的成石过程,最终形成泌尿系统中的草酸钙结石。不过,人体有一套自动调节系统控制着小肠内钙离子的吸收:钙摄入较少时,小肠中钙吸收效率会增加,保证钙的摄入;高钙饮食(例如大量饮用牛奶)时,小肠黏膜上转运钙离子的载体变得饱和,钙离子的吸收减缓,从而保证血液中钙离子浓度不会大幅度升高,维持在一个相对稳定的浓度。因此,大量饮用牛奶并不会引发钙离子大量吸收,血钙浓度、尿钙浓度不会大幅度升高,并未提高结石形成的风险。三聚氰胺奶粉引发泌尿系统结石是因为奶粉中含有不合格的成分,目前没有证据表明日常饮用牛奶与泌尿系统结石的形成有直接关系。

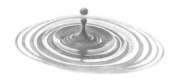

10 适量饮用牛奶对于
预防结石有利吗?

研究表明,如果每天饮用 250～500 毫升牛奶,可以降低患肾结石的风险。这是因为泌尿系统结石形成的另外一个重要原因是草酸摄入过多。如果在日常进食(食物中含有草酸)时饮用牛奶,牛奶中的部分钙离子在小肠中直接与食物中的草酸根离子不可逆结合,形成无法被人体肠道吸收的草酸钙被直接排出体外,减少了草酸根离子的吸收,降低了泌尿系统中草酸根离子的浓度,从而会降低泌尿系统结石形成的风险。

另一项研究更有意思,针对的是牛奶不耐受人群,发现其结石阳性率较牛奶耐受人群低。牛奶不耐受是一种疾病,指的是患者肠道消化酶先天缺乏或功能异常,食物中蛋白、糖、脂肪不能充分被分解成氨基酸、单糖和甘油。食物分解后的少量多肽、乳糖等进入肠道,被人体当成外来物质识别,人体产生特异性 IgG 抗体与食物分子形成免疫复合物,引发各种慢性疾病。免疫复合物改变了肾小球基底膜的结构,使钙离子滤过减少,尿液中钙离子减少,改变了肾小体微环境,同时也干扰晶体成核作用,反而降低了结石的发病率(陈玉娟等,2014)。

11 什么时间喝牛奶
合适?

很多人喜欢睡前饮一杯牛奶帮助睡眠。咱们暂且不谈牛奶能不能有助于睡眠(事实上很可能是"安慰剂效应"),如果喝完牛奶倒头就睡,则是形成泌尿系统结石的高风险习惯。饮用牛奶后，牛奶中的钙经过人体小肠的吸收进入血液，最终会排泄到尿液中。牛奶摄入后的 2～3 个小时正是尿钙排泄的高峰期，而人体因为睡前饮水减少的原因，夜间生成的尿液减少，尿液本身就会浓缩，如果此时和尿钙的排泄高峰叠加在一起，就会大大提高泌尿系统结石形成的风险。所以，睡前要减少牛奶的摄入。

12 能用牛奶送服药物吗？

现在的药物种类繁多，有抗生素、降压药、降糖药、抑酸药、抗肿瘤血管生成药等，有些药物可以在饭后服用，有些药物必须空腹服用，说明书上都有明确的提示。有些人喜欢用牛奶送服药物。殊不知，牛奶会影响肠道对药物的吸收，牛奶和药物混合后还存在发生特殊化学反应的风险。所以，应该尽量用饮用水而不是牛奶送服药物。

13 柠檬的营养成分有什么？

柠檬之所以以酸闻名，是因为其中含有丰富的柠檬酸等有机酸，含量高达 6.4%，被誉为“柠檬酸仓库”。柠檬中主要营养成分有碳水化合物、蛋白质、饱和脂肪酸和膳食纤维等。柠檬开胃消食、生津止渴，可以解暑。它依靠独特的味道，成为一种广受欢迎的水果，也是调制鸡尾酒和制作饮料的重要食材。

14 柠檬有美白、抗癌
的效果吗？

柠檬的功能成分包括类黄酮、柠檬酸、香豆素、维生素等，日益受到重视。很多微商甚至以此为噱头，将各种柠檬制品推到了可治百病的地位：因为富含维生素 C，就被宣传能预防和消除皮肤色素沉着，是很多电商极力推崇的美白佳品；因为含有柠檬酸、类黄酮等多种抗氧化物质，就被认为具有抗癌作用。透过噱头看真相，柠檬其实只是一种水果，并没有所谓的美白、抗癌等药用奇效。

15 柠檬可以预防泌尿
系统结石吗？

柠檬有预防泌尿系统结石的作用。第一，柠檬中含有大量柠檬酸盐，能降低尿液中的草酸钙、磷酸钙浓度，从而抑制在肾内形成结晶体，即肾结石的前身（Aras et al, 2008）。第二，柠檬可以碱化尿液、预防尿酸结石。这里似乎存在一个悖论，为什么酸的水果反而可以碱化尿液？这是因为柠檬酸虽为酸性，但柠檬酸的代谢产物为二氧化碳和水，二氧化碳随呼吸呼出体外，不再为酸性。而柠檬中的钾离子、钙离子能与尿液中的酸根离子结合，减少尿液的酸性，使尿液呈弱碱性，有助预防肾结石，尤其是痛风患者容易得的尿酸结石。

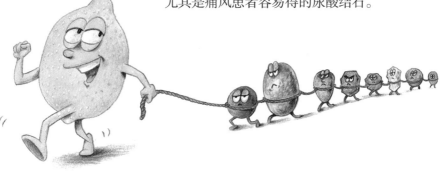

由于柠檬原汁的 pH 值只有 2.5，而人体血液正常的 pH 值是 7.35～7.45，属于弱碱性体质，所以柠檬原汁并不适合饮用。稀释后的柠檬水过量饮用的话，也易腐蚀牙釉质，引发口腔问题。尤其是在空腹时饮用，会加速胃酸分泌，引起原有胃酸过多者或胃溃疡者的胃部疼痛症状。凡事不要过量，食用柠檬也应适量。尤其是肾结石患者，应该在医生指导下治疗结石。对于尿酸结石患者，建议每日半杯柠檬水（Aras et al, 2008），其提供的柠檬酸有助于将尿液调至弱碱性。没有一种食物，可以有效代替医疗手段。客观看待食物的作用，是每一个尊重科学的人应有的态度。

人之所以直立，是因为有强壮的骨骼支撑，而构成骨骼最重要的矿物质是钙。钙从食物或药物中进入血液，99% 的钙由血液中沉积到骨骼，骨骼中的钙也不断地从肾中经由尿液排出，形成了钙的平衡。然而女性怀孕期间，钙的正常平衡被打破。中国营养学会推荐，孕早期（孕 12 周及以前）需钙量为每天 800 毫克，此时的宝宝还处在细胞分裂和器官初步发育阶段，对钙的需求不大，孕妇日常饮食足以满足母子对钙的需求。孕中晚期（孕 13 周及以后）宝宝进入快速生长期，骨骼迅速发育，需要源源不断地从母体吸收钙质，如果妈妈不及时补钙，就会出现小腿抽筋等神经敏感性增高的表现，严重时还会出现骨软化

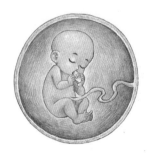

（周长虹，2011）。这个时期孕妇对钙的需要量在每天 1 000 ~ 1 200 毫克，日常的食物远远不能满足孕期的需求，所以需要额外补钙。有研究表明，妊娠期补钙还有助于预防妊娠期高血压的发生（杨春菊等，2013）。

18 孕妇补什么钙好？

骨头汤、牛奶、虾皮、碳酸钙、葡萄糖酸钙等，哪种食物或药品才是最好的钙的来源？喝骨头汤补钙其实是一种误区，因为钙在骨头汤中以一种特殊形式存在，不易被人体吸收。在所有食品中，牛奶是最好的钙来源，因为牛奶中的钙最容易被人体吸收。所以，孕妇应适当地饮用鲜牛奶（城市居民可以订购，保质期在 3 天以内的最好）。不过，孕期光靠牛奶补钙是远远不够的，还需要补充含钙药物。面对碳酸钙、氧化钙、乳酸钙、葡萄糖酸钙、柠檬酸钙等林林总总的药物，应如何选择？第一看含量，不光要看钙化合物的含量，更要注意实际钙元素的含量。目前常见的几种钙源中，以碳酸钙的钙元素含量最高，高达40%，大大高于乳酸钙、葡萄糖酸钙等。第二看吸收效率，吸收率试验显示，含 250 毫克元素钙的不同钙制剂与同一标准化早餐同时服用，吸收率分别为：苹果酸、柠檬酸钙盐 35%，碳酸钙盐27%，磷酸钙盐 25%，吸收效果差异不显著，但性价比方面碳酸钙则有较大优势。综合以上研究，孕妇以补充碳酸钙为佳，平时辅以饮用鲜牛奶。

有些孕妇曾经得过胆结石、肾结石等，即使孕前没有结石的孕妇在怀孕后由于子宫增大，压迫输尿管，使输尿管蠕动减慢、尿液流速减缓，尿液中的钙成分容易沉积下来形成结石，造成妊娠期肾绞痛发作，因此很多孕妇担忧补充钙剂后会形成结石或加重结石而不敢补钙。其实，只要选好补钙的时机就可以很好地解决这个问题。权威的说法是钙剂应该选择在餐中与食物同服。优势在于：一是钙剂必须变成离子钙才能被人体吸收，而胃酸是使钙剂变成离子钙的最好帮手。当母亲开始咀嚼时，胃开始分泌胃液，胃液的主要成分是胃酸，餐中服下钙剂正中"胃酸"下怀，钙剂被分解成钙离子。二是肾结石的最常见成分是草酸钙，人每天都会或多或少地从食物中吸收草酸（含草酸高的食物：菠菜、豆类、芹菜、葡萄、青椒、香菜、草莓、酒精、咖啡因、巧克力、羊肉、红茶等），血液中的草酸越多，过滤到尿中的草酸根离子越多，其与钙结合的机会越大，形成草酸钙结石的可能性也越大。在餐中服用钙剂，部分离子钙可以与食物中的草酸结合，变成草酸钙从肠道排出，于是草酸进入血液的机会减少，相应成石的机会也会减少。当然，离子钙与草酸结合后，其吸收进入血液量也会减少。不过不用担心，损失那么一点点，不会影响补钙效果。

腰痛。注意，在孕期，尤其是孕晚期，由于增大胎儿的下坠作用，很多孕妇都会出现腰痛，但此腰痛非彼腰痛。增大子宫引起的腰痛是隐隐作痛，两侧对称，平卧可以稍缓解。而肾绞痛的腰痛是突发的剧烈腰痛，一般是单侧，疼一阵、缓一阵，然后又开始疼痛，有时还会伴有血尿、发热等症状。如果出现上述症状，就应该上医院就诊。医生会做相应的检查（抽血、查尿、做B超等）。当然，这些检查对胎儿都是安全的。医生会使用安全、有效的药物。孕期结石，即使症状不缓解也不必担忧，在局部麻醉下，在输尿管内放一根小小的支架管就可以起到立竿见影的缓解疼痛效果。总之，孕前要检查泌尿系统，发现肾结石要及时处理，即使怀孕期间出现了肾绞痛，现在也有行之有效的缓解方法。

回答是肯定的。孕期补钙相较之形成结石，前者更为重要，因为钙是胎儿骨骼生长发育所必需，即使孕妇钙的摄入量不足，胎儿还会源源不断地从母体摄取，这样无疑会加重母体缺钙。只要按上述要求选择良好的补钙食物和药品，掌握正确的补钙时机和时间，一般不会加重结石。即使出现肾绞痛的症状，也有安全、有效的处理方法，等生产完平稳度过产褥期再行处理结石即可。还有一种特殊的钙剂叫枸橼酸钙。虽然服用以后提高了尿中钙的分泌，但尿中同时增加的枸橼酸盐抵消了高钙尿的促结石形成作用。因此，服用枸橼酸钙又能补钙，对预防孕期结石的复发又有直观的效果。

22 什么是童子尿？

人尿，古书中一般称为"溲""溺""小便""还元汤"等。童子尿，顾名思义就是童子的尿液，这里的童子具体指的是 10 岁以下男童，尤其是以男童满月前一天清晨的尿液为最佳。童子尿作为中医里的概念，有着悠久的历史文化渊源。关于童子尿的药效作用，中医早有记载，李时珍的《本草纲目》中有关人尿的方剂超过 110 条，其中多用童子尿。书中写道："童子尿气味咸寒，无毒，可以滋阴降火、凉血止血、益阴清热、消淤活血、杀虫解毒等功效"。古代的人们认为尿液与血液同源，而且经过人体"气化"的代谢过程，具备了人体内部体液的属性，所以饮用童子尿这一本来就具备人体自身属性的液体，就有可能对人体内紊乱的水液代谢起到"拨乱反正"的作用。"人中白"就是大家耳熟能详的中药，即尿液中的自然固体沉淀物。

23 童子尿真有药用功效吗？

尿液实际上就是人体的代谢产物，里面90%以上都是水分，含有少量的钠、钾、钙离子等电解质，还有极少量的微量元素以及尿激酶等物质。新生儿由于出生后肾刚刚独立担负起排泄功能，发育完善还要一段时间，尿液中稍微含有一点蛋白质是正常现象。

人体组织胚胎学研究发现，人体在没出生时就经历过饮用自身尿液的过程：胚胎发育第8周，胎儿的肾发育成熟后，尿液排出到羊水，被羊水稀释后再次被胎儿喝进身体，如此循环往复。不过这只是人体发育过程中一个阶段性的情况。现代西医并无童子尿具有药效的观点，如果真要说饮用童子尿对人体有什么帮助的话，估计只有一种情况了，那就是在极端缺水的时候，通过喝自身的尿液来补充水分以维持生命，毕竟尿液90%以上都是水分。不过，尿液本身就是人体的代谢废物，饮用之后无疑再一次增加了体内肝、肾等器官的代谢压力。不经过消毒处理的尿液，还可能携带细菌等病原体，引发新的疾病，反而有害无益！

至于古代书籍记载的，以及民间所传闻的诸如通过饮用童子尿治好各种疑难杂症的病例，还有用童子尿治眼疾、煮鸡蛋的做法，其实只是个例，是否是童子尿发挥的作用并无确凿证据。不要盲目相信童子尿的所谓功效，以免加重身体负担、得不偿失。

24 泌尿系统保健品有哪些？

随着现代社会老龄化的趋势愈发显著，泌尿系统疾病已成为中老年男性最常见的疾病之一。因此，商家开发出琳琅满目的泌尿系统保健品，令人眼花缭乱。特别是在西方国家的超市中，泌

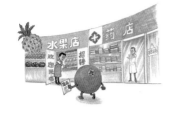

尿系统保健品更是大行其道，成为当之无愧的"大明星"。

番茄红素：早在19世纪60年代，就有人发现生活在地中海沿岸国家的人们很少患前列腺增生，而番茄是他们的主要食物之一。有人发现吃烹饪过的西红柿产品可能会降低患前列腺癌的风险，而在当中起到关键作用的成分，很可能是一种被称作番茄红素的物质。

番茄红素主要存在于西红柿、石榴、西瓜、秋橄榄、紫色葡萄柚中，是自然界中目前发现的非常强的抗氧化剂之一（全力，2020；修伟业等，2020）。番茄红素在人体中除了存在于血液系统，还存在于前列腺、睾丸、肾上腺、肝中。通过激活和诱导凋亡，减缓细胞运动、黏附、迁移，促进抗氧化、抗纤维化，抑制肿瘤细胞增殖，诱导细胞间隙连接通讯等作用保护人体细胞不受损伤（Obermüller-Jevic et al，2003）。人体自身不能合成番茄红素，只能从食物中获取。由于番茄红素是脂溶性物质，被加热时在脂类物质中溶解度增高，所以西红柿炒鸡蛋是比较好的补充番茄红素方式。

不过，有关番茄红素预防和治疗前列腺癌的作用还未在临床中得到确定，尚待进一步研究（Mirahmadi et al，2020）。

锯棕榈提取物：锯棕榈提取物，是前列腺保健品中的"后起之秀"。它在最早的时候只是被美国本土的印第安人用其浆果来治疗前列腺疾病和尿道感染。那时的医学并不发达，他们的使用顶多是一种民间偏方。但在后来，德国医生首次在防治前列腺增生药物的医学研究中加入锯棕榈，意外地发现可以极大地提高疗效。随后，锯棕榈才开始被人们所注意，用于前列腺疾病的治疗。锯棕榈的提取物，可以帮助调节体内激素的变化，抑制刺激前列腺增生的双氢睾酮的分泌，减缓前列腺增生（Ye et al, 2019）。

南瓜籽提取物：前列腺保健品中还可以经常看到南瓜籽提取物的成分。这是由于其富含脂肪酸和植物甾醇，对保护前列腺有积极的作用，能改善排尿症状和提高生活质量。有研究表明，服用一年南瓜籽提取物能显著降低国际前列腺症状评分（IPSS），即改善前列腺增生的症状。在全世界，南瓜籽提取物还经常用于肾、膀胱疾患。

蔓越莓：20 世纪 80 年代，研究发现蔓越莓可以阻止大肠杆菌黏附在膀胱的尿路上皮细胞上，可能有预防尿路感染的功效。2000 年左右，科学家发现了蔓越莓中阻止大肠杆菌黏附的有效成分——原花色素。原花色素不仅存在于蔓越莓中，也存在于红酒、巧克力和葡萄籽提取物中。蔓越莓中的原花色素除了可以使尿液酸化、影响细菌在尿路生长外，还能够阻止细菌黏附在膀胱及尿道管壁的黏膜上，这种"抗黏附"作用，就好像给细菌穿上了一双"轮滑鞋"，让它无法在膀胱中稳稳立足，只能被尿液冲出体外，最终降低人体泌尿系统感染的发病率（Gupta et al, 2007）。

不过，目前只有几项小规模试验表明蔓越莓汁能够预防女性泌尿系统的反复感染，在大规模的试验中还没有观察到这种作用。因此，目前并不推荐用蔓越莓汁预防泌尿系统感染。已有泌尿系统感染，更不能用蔓越莓治疗。除蔓越莓汁外，另外一种形式的蔓越莓制品——蔓越莓粉末，其内部的活性成分还没有完全测定清楚，评价其预防泌尿系统感染的作用为时尚早。蔓越莓中草酸盐含量较高，泌尿系统结石的患者不可大量食用。

总之，泌尿系统保健品种类繁多，但其本质还是落在"保健"二字上，不能奢谈治疗的效果。保健品并非药品，缘何谈疗效？引导公众客观对待泌尿系统保健品，是相关领域人员的职责！

25 前列腺穿刺有何并发症？

疼痛：前列腺穿刺是有创操作，术中难免会出现疼痛的感觉。经直肠途径前列腺穿刺，由于肠道对疼痛不敏感，疼痛的程度比较轻，基本可以耐受；经会阴途径前列腺穿刺需要经过阴囊后方的皮肤，皮肤对疼痛稍敏感，穿刺过程中稍有疼痛。若是术中使用局部麻醉或者全身麻醉镇静，会大大缓解穿刺疼痛。穿刺疼痛一般仅在穿刺的过程中出现，并不持续，穿刺完毕疼痛便会

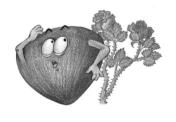

消失。

血尿：血尿是前列腺穿刺最常见的并发症，发生率在 20% 以上，主要原因是由于穿刺针刺破了尿道或膀胱所引起的。一般在穿刺的次日便会消失，只有不到 1% 的患者需要进一步治疗。在穿刺前一周必须停用抗凝药物如阿司匹林、氯吡格雷等。若发生严重的血尿，例如大量血块，则需要及时就医，寻求医生的帮助。

感染：感染中毒性休克是穿刺最严重的并发症。穿刺结束后的当天，患者出现低热是属于正常的现象，一般体温不超过 38℃，次日的体温便会恢复正常，因此无需太过惊慌。若是出现了泌尿系统感染，口服或静脉给予抗菌药物即可痊愈。但是，有极少数患者会发生严重的感染并发症，甚至导致感染中毒性休克，这时候就需要及时输注抗生素治疗。经会阴穿刺的感染率要远低于经直肠穿刺，相对更安全。

血便：经直肠穿刺因为穿刺针经过了直肠黏膜，可引起血便的发生。不过，这种情况较为少见，即使出现也常在穿刺术后很快消失。

急性尿潴留：接受穿刺的多是老年人，往往本身就有排尿困难症状。前列腺穿刺后，或多或少会有一定程度的前列腺水肿，因此在穿刺后很有可能出现排尿困难加重，甚至出现无法排尿的情况。一般通过口服药物能够缓解症状。对于无法排尿的患者，需在尿道中留置一根导尿管，数天后水肿减轻即可拔除。

血管迷走神经反射：在穿刺过程中，患者过度紧张和不适可能会导致严重的血管迷走反射，主要表现为呕吐、心跳变慢和血压下降，即所谓的"虚脱"现象。发生率在5%以下。终止操作，保持患者仰卧位或头低位并静脉输液，通常能够缓解症状。

漏诊：由于前列腺穿刺是取腺体里十余条前列腺组织，并不能够完全代表整个前列腺，因此难免会有漏诊的可能。不过，随着穿刺和影像技术的发展，磁共振成像－超声融合靶向穿刺大大提高了穿刺精准度，降低了漏诊的可能。

目前，根据全世界文献研究的统计学结果，尚没有发现因穿刺活检而引起癌细胞扩散的证据。总之，前列腺穿刺活检是安全、成熟的手术操作，需要行前列腺穿刺活检的患者大可不必有过多的担心。

参考文献

· Alan W. Partin, Roger R. Dmochowski, Louis R. Kavoussi et al. Campbell-Walsh-Wein Urology (Twelfth Edition) [M]. Philadelphia: ELSEVIER, 2020.

· Aras Bekir,Kalfazade Nadir,Tuğcu Volkan et al. Can lemon juice be an alternative to potassium citrate in the treatment of urinary calcium stones in patients with hypocitraturia? A prospective randomized study. Urol. Res., 2008, 36: 313-317.

· Charles Huggins, Clarence V. Hodges. The Effect of Castration, of Estrogen and of Androgen Injection on Serum Phosphatases in Metastatic Carcinoma of the Prostate. Cancer Research, 1941, 1(4): 293-297.

· Epstein JI, Egevad L, Amin MB, et al. The 2014 International Society of Urological Pathology (ISUP) Consensus Conference on Gleason Grading of Prostatic Carcinoma: Definition of Grading Patterns and Proposal for a New Grading System. Am J Surg Pathol 2016;40:244-252.

· Grases F, Costa-Bauzá A, Gomila I, et al. Urinary pH and renal lithiasis. Urol Res. 2012; 40(1):41-46.

· Gupta K,Chou M Y,Howell A et al. Cranberry products inhibit adherence of p-fimbriated Escherichia coli to primary cultured bladder and vaginal epithelial cells. J. Urol., 2007, 177: 2357-2360.

· Keebaugh Alaine C,Thomas James W,The evolutionary fate of the genes encoding the purine catabolic enzymes in hominoids, birds, and reptiles. Mol. Biol. Evol., 2010, 27: 1359-1369.

· Lagunova Zoya,Porojnicu Alina Carmen,Dahlback Arne et al. Prostate cancer survival is dependent on season of diagnosis. Prostate, 2007, 67: 1362-1370.

· Liu Hua,Ruan Mingjian,Wang He et al. Can fewer transperineal systematic biopsy cores have the same prostate cancer detection rate as of magnetic resonance imaging/ultrasound fusion biopsy? Prostate Cancer Prostatic Dis, 2020, 23: 589-595.

· Mattelaer Johan J. For this Relief, Much thanks! Peeing in Art[M], Amsterdam: Amsterdam University Press, 2018.

· Mirahmadi Mahdi,Azimi-Hashemi Shayan,Saburi Ehsan et al. Potential inhibitory effect of lycopene on prostate cancer. Biomed. Pharmacother., 2020, 129: 110459.

· Mitchell Marc A,Wartinger David D,Validation of a Functional Pyelocalyceal Renal Model for the Evaluation of Renal Calculi Passage While Riding a Roller Coaster. J Am Osteopath Assoc, 2016, 116: 647-652.

· Obermüller-Jevic Ute C,Olano-Martin Estibaliz,Corbacho Ana M et al. Lycopene inhibits the growth of normal human prostate epithelial cells in vitro. J. Nutr., 2003, 133: 3356-3360.

· Priyadarshi Vinod,Sehgal Nidhi,A completely calcified prostate. Urol Ann, 2016, 8: 468-470.

· Semins Michelle J,Trock Bruce J,Matlaga Brian R,The safety of ureteroscopy during pregnancy: a systematic review and meta-analysis. J. Urol., 2009, 181: 139-143.

· Sentürk Aykut Buğra,Ekici Musa,Sahiner Ibrahim Tayfun et al. Relationship between lower urinary tract symptoms and inguinal hernia. Arch Ital Urol Androl, 2016, 88: 262-265.

· Song Gang, Ruan Mingjian, Wang He et al. Predictive model using prostate MRI findings can predict candidates for nerve sparing radical prostatectomy among low-intermediate risk prostate cancer patients. Transl Androl Urol, 2020, 9: 437-444.

· Song Gang, Ruan Mingjian,Wang He et al. How Many Targeted Biopsy Cores are Needed for Clinically Significant Prostate Cancer Detection during Transperineal Magnetic Resonance Imaging Ultrasound Fusion Biopsy? J Urol, 2020, 204: 1202-1208.

· Wechsler ME, Kelley JM, Boyd IO, et al. Active albuterol or placebo, sham acupuncture, or no intervention in asthma. N Engl J Med. 2011;365(2):119-126.

· Wu C P,Gu F L,The prostate in eunuchs. Prog. Clin. Biol. Res., 1991, 370: 249-255.

· Wu J P,Gu F L,The prostate 41-65 years post castration. An analysis of 26 eunuchs. Chin. Med. J., 1987, 100: 271-272.

· Ye Zhangqun,Huang Jian,Zhou Liqun et al. Efficacy and Safety of Serenoa repens Extract Among Patients with Benign Prostatic Hyperplasia in China: A Multicenter, Randomized, Double-blind, Placebo-controlled Trial. Urology, 2019, 129: 172-179.

· 包菊 , 赫英东 , 包艾荣 , 等 . 新产程标准下全产程分娩镇痛对母婴结局的影响 . 中华围产医学杂志 ,2019(02):10

· 卞子辰 . 微能量医学在治疗慢性盆腔疼痛综合征中的应用 . 国际泌尿系统杂志 ,2020, 40(06):1140-1142.

· 陈玉娟,戴萌,常红恩,等 . 14 种食物不耐受与人体泌尿结石的相关性研究 . 热带医学杂志 , 2014, 14(01): 56-59.

· 成令忠 . 组织学与胚胎学 . 北京：人民卫生出版社，1995.

· 丛小明 , 孙西钊 , 顾晓箭 . 泌尿系药物性结石研究进展 . 中华泌尿外科杂志 ,2015,36(03): 237-240.

· 代新胜 , 杨晓波 . 泌尿系结石与患者职业相关性分析 . 宁夏医学杂志 ,2017,39(07):633-634.

· 邓潇斐 , 罗非 , 郭建友 . 反安慰剂效应及其内在机制 . 中国临床药理学与治疗学 , 2015, 20(5):591-596.

· 刁英智 , 任向宏 , 张明华 , 等 . 超声引导下经尿道前列腺水囊扩开术治疗良性前列腺增生的 1 年疗效分析 . 中华泌尿外科杂志 ,2014,35(06):457-460.

· 郭应禄 , 等 . 泌尿外科内镜诊断治疗学 . 2 版 . 北京：北京大学医学出版社，2016.

· 郭应禄 , 等 . 输尿管外科学 . 北京：北京大学医学出版社，2010

· 郭应禄 , 许昕 , 石声华 , 等 . 体外震波粉碎输尿管结石 . 中华泌尿外科杂志，1987 (6):331-332.

· 郭应禄 , 许昕 , 石声华 , 等 . 体外震波碎石治疗复杂肾结石 . 中华泌尿外科杂志，1987(6): 329-330.

· 郭应禄 , 许昕，周朝宗，等 . 体外冲击波碎肾石临床初步报告 . 中华泌尿外科杂志， 1986(1):47-48.

· 郭应禄 , 应益昕 . 无创能量医学前景光明 . 中国科学报 ,2016-08-10(001).

· 郭应禄 , 张季伦 , 薛兆英 . 输尿管结石的非开放手术治疗 . 临床泌尿外科杂志 ,1987(04):

201-202.

· 郭应禄 . 经尿道柱状水囊前列腺扩开术 . 北京：北京大学医学出版社，2015.

· 郭应禄 . 认真总结经验，提高同种肾移植的效果 . 中华器官移植杂志 ,1983(02):49-50.

· 何青，刘德平 . 高尿酸血症 . 北京：人民卫生出版社，2016.

· 何舜发，王平译 . 神经源性膀胱 . 北京：人民军医出版社，2011.

· 胡伏莲 . 重视幽门螺杆菌感染治疗中抗生素的合理应用 . 中华医学杂志 ,2020,100(30):2321-
2323.

· 黄叶飞，杨克虎，陈澍洪，等 . 高尿酸血症 / 痛风患者实践指南 . 中华内科杂志 , 2020,
59(7): 519-527.

· 李荣欣，杨小刚，丁永强，董治龙 . 微能量医学在治疗男科疾病中的应用进展 . 中国男科
学杂志 ,2019,33(03):70-72+76.

· 吕媛，郑波译 . 临床医师抗菌药物应用基础——正确选择抗菌药物的 ABC. 北京：北京
大学医学出版社，2016.

· 美国国家糖尿病消化及肾病总署 . 肾结石患者的饮食 [EB/OL]. (2021-06-01)[2020-08-20].
https://www.niddk.nih.gov/health-information/urologic-diseases/kidney-stones/eating-diet-
nutrition.

· 泌尿外科手术部位感染预防中国专家共识编写组 . 泌尿外科手术部位感染预防中国专家
共识 (2019 版). 中华泌尿外科杂志 ,2019(06):401-404.

· 穆克吉 . 众病之王：癌症传 . 北京：中信出版社，2013.

· 全力 . 番茄红素的抗氧化性研究进展 . 当代临床医刊 ,2020,33(02):193-194.

· 宋刚，郝瀚，吴翔，等 . 双猪尾管在妊娠期肾绞痛治疗中的应用 . 中华医学杂志 , 2011,
91(8): 538-540.

· 宋刚，方冬，纪光杰，等 .55 岁以内患者前列腺穿刺临床病理特征分析 . 中华医学杂志 ,
2016,96(40):3218-3221.

· 宋刚，纪光杰，张雷，等 . 前列腺癌患者年龄与病理分级关系的研究 (附 2929 例报告). 中
华泌尿外科杂志 ,2017,38(02):106-109.

· 宋刚，唐芹 . 画说新冠：来自多学科专家的解读 . 北京：科学出版社，2020.

· 宋刚，周利群，何志嵩，等 . 前列腺特异抗原联合分级对前列腺癌患者分期的预测 . 中华
外科杂志 ,2006(06):376-378.

· 宋刚 , 周利群 , 那彦群 . 前列腺癌放射性粒子近距治疗 . 中华泌尿外科杂志 ,2007(04):285-287.

· 宋刚 . 前列腺癌精准诊断与治疗 . 北京：人民卫生出版社，2019.

· 孙硕 , 张莎莎 , 刘红亮 , 等 . 从五脏论治癃闭 . 中医药临床杂志 ,2019,31(02):264-266.

· 王海鸽，张冰，林志健，等 . 禽痛风的研究现状与思考 . 动物医学进展，2019, 40(8):114-118.

· 王姣 , 何丽华 , 罗功唐 . 饮用水对肾结石发病影响的研究现状 . 环境卫生学杂志 ,2013,3(03):261-263+267.

· 吴阶平，裘法祖 . 黄家驷外科学 . 北京：人民卫生出版社，2000.

· 吴阶平 . 吴阶平泌尿外科学 . 济南：山东科学技术出版社，2005.

· 辛殿旗，华道宥，姜丽，等 . 复发性草酸钙结石与尿内酸性粘多糖的关系 . 中华泌尿外科杂志，1997，18(8): 493-494.

· 修伟业，黎晨晨，王艺锜，陈俊杰，马永强 . 番茄红素生物学功能研究进展 . 食品科技 ,2020,45(01):322-325.

· 薛兆英，郭应禄，张季伦 . 经尿道输尿管镜取石 132 例小结 . 中华泌尿外科杂志，1987(6):338-339.

· 杨春菊，李宏伟，许建新 . 妊娠期补充钙剂对降低我国妊娠高血压综合征的 meta 分析 . 中国卫生统计 ,2013,30(05):711-714.

· 杨丽珠，郭晓健，梁丽莉，郭应禄 . 体外冲击波碎石术治疗马蹄肾结石的临床疗效 . 中华泌尿外科杂志 ,2016,37(3):206-208.

· 余永波 , 任远中 , 牛海涛 . 人乳头瘤病毒及其疫苗与男性生殖健康关系的研究 . 中华男科学杂志 ,2019,25(08):749-753.

· 赵莉 , 周篇篇 , 刘波 , 张金松 . 饮用水硬度对口感及人体健康的影响 . 城镇供水 ,2019(05):45-50.

· 赵洋 , 黄晓婕 , 刘翠娥 . 预防性 HPV 疫苗的临床研究进展 . 中国艾滋病性病 ,2020,26(08):911-915.

· 中国医促会泌尿健康促进分会，中国研究型医院学会泌尿外科学专业委员会 . 体外冲击波碎石治疗上尿路结石安全共识 . 现代泌尿外科杂志 ,2018,23(08):574-579.

· 中华医学会泌尿外科分会，中国泌尿系结石联盟 . 软性输尿管镜术中国专家共识 . 中华泌尿外科杂志,2016,37(8):561-565.

· 中华医学会内分泌学分会.中国高尿酸血症与痛风诊疗指南(2019).中华内分泌代谢杂志,
2020(1):1-13.

· 周长虹.妊娠期钙摄入量对孕产妇的骨密度影响分析.中国医学工程,2011,19(10):129.

· 朱洪荫,郭应禄.肾移植.北京:人民卫生出版社,1980.

48